【あん摩マッサージ指圧師・はり師きゅう師・柔道整復師】
国家試験対策

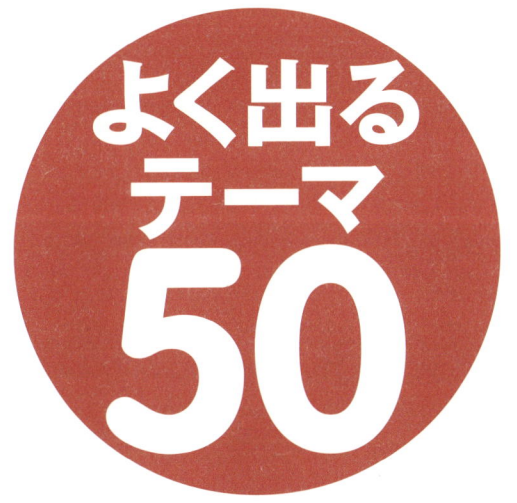
よく出るテーマ50

解剖学

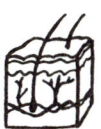

戸村多郎 著

医道の日本社
IDO-NO-NIPPON-SHA

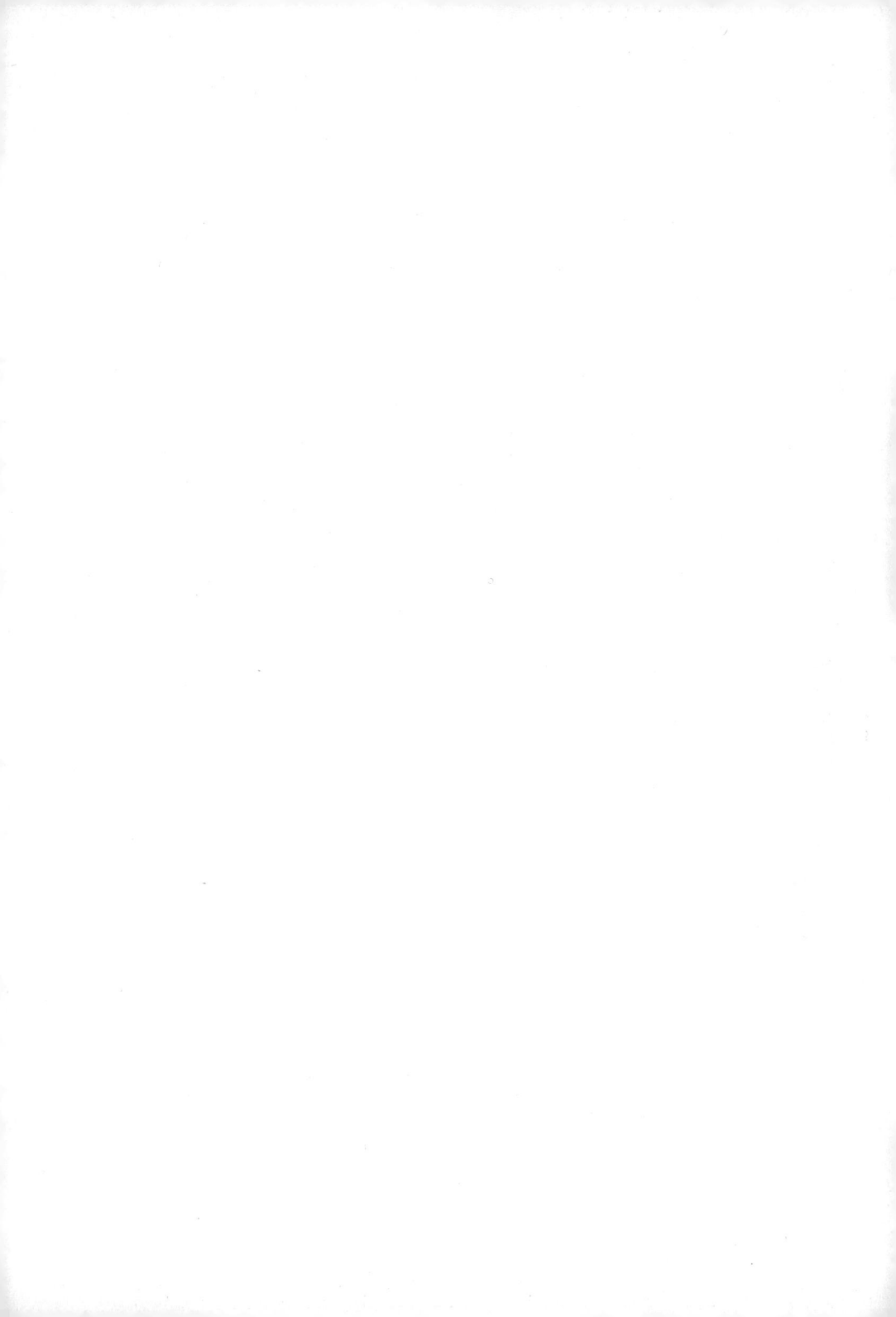

はじめに

　はり師きゅう師、あん摩マッサージ指圧師、柔道整復師各19年、合計57年分、計1360問の解剖学の国家試験問題を、資格取得教育のプロである専門学校教員の視点から解析し、そのノウハウを惜しみなく注いだのが本書です。

　国家試験の勉強では、試験本番で重要なところを導き出せるように理解しておくことが大切です。でも、その当たり前のことをできていない人が、国家試験で苦労しているのです。この本は、下記のような場合でも国家試験の勉強ができるようになるためのスキルが身につくようにつくりました。

●どこから勉強を始めればよいのかわからない

　通常の国試対策では、出題された問題を分野や臓器別に分類し解説します。でもそれでは範囲が広すぎて勉強のきっかけがつかめません。本書は国家試験の内容を細かく検討し、ターゲットを絞りました。1つの問題から4つの設問を抽出して、3回以上出題された設問を元にして50のテーマとして扱っています。ターゲットを絞り、頻出項目から勉強することで時間を無駄にしません。この本から勉強する範囲を広げていきましょう。

●そもそも勉強の方法がわからない

　各テーマのページでは国家試験のポイントとなるイラストモデルや系統樹を示しました。また理解しやすいように授業で話す内容とそれに関連する項目を示しています。最後に例題を出すことで実際の国家試験の問題が解けるかどうか確認できますし、出題傾向もわかります。国家試験問題で問われるのは、その臓器が理解できているか、つまり臓器の特徴がわかっているのかどうかです。他の臓器にはない「特徴」を理解することから始めましょう。

　人に道順を教える場面を想像してください。闇雲に「まっすぐ行って右、左、右、右……」と言っても相手は理解できません。途中にある信号の数や交差点に存在する目印の特徴を説明することで、理解しやすくなります。解剖学も同じで、教える教員もいきなり細かな血管から教えることはありません。まず臓器の位置や特徴を教えてから、そこに行く血管を順序立てて教え、皆さんが理解できるようにしているはずです。国家試験はその理解ができているかどうか、各臓器の特徴をまず問うてくるのです。丸暗記ではなく理解することが大事です。

　また本書は国家試験直前だけでなく、1、2年生でも活用することができます。この本を参考に自分なりの授業ノートをつくってみてはいかがでしょうか。

　本書が皆様の国家試験合格に少しでもお役に立てれば幸いです。

2011年12月

戸村多郎

本書の特徴と使い方

解剖学頻出問題の抽出方法

1360問　（第1-19回の国家試験問題）

▼ 臓器をまたいだ複合問題、血液を削除

1235問

▼ 不適当問題を削除

1218問

▼ 通常、この時点で問題を分野別に分類するが、内容をきめ細かく検討するため、四者択一問題から4つの設問を抽出（不正解を除いた正解のみ抽出）

1721問

▼ はり師きゅう師、あん摩マッサージ指圧師、柔道整復師全部合わせて3回以上出題されている設問をピックアップ

195項

▼ これらを分野別、内容別にまとめ、50テーマをピックアップ（→単独で分類できないものは除外）

50項目

本書の特徴と使い方

　本書は、はり師きゅう師、あん摩マッサージ指圧師、柔道整復師各19年、合計57年分、計1360問の解剖学の国家試験問題を解析し、その結果に基づき、頻出テーマを50テーマに分けて解説しています。

　各テーマは社団法人東洋療法学校協会編の『解剖学』（医歯薬出版）、社団法人全国柔道整復学校協会『解剖学』（医歯薬出版）を参考に分類していますが、順番などは東洋療法学校協会版を元にして多少のアレンジを加えています。テーマ48〜50は出題率の具体的な分析は省いていますが、「出題されやすい穴と管」「出題されやすい血管と神経」「体表から触知できる主なもの」は国家試験に限らず、重要な内容なので掲載しています。

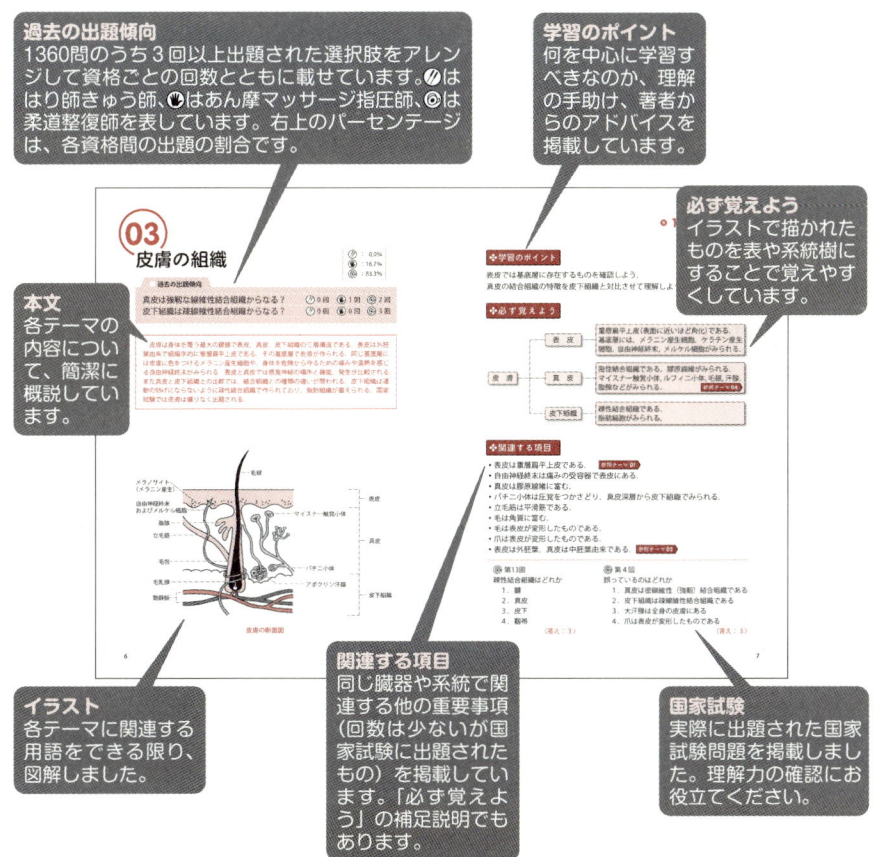

右ページの表と各テーマのページの冒頭で紹介しているパーセンテージは出題予想ではありません。また、はり師きゅう師、あん摩マッサージ指圧師、柔道整復師それぞれの試験内での出題率でもありません。パーセンテージは各試験間の「過去の出題」の割合を示しています。

　本書では、はり師きゅう師、あん摩マッサージ指圧師、柔道整復師合わせて3回以上出題された設問を絞りこんでいるため、例えば、はり師きゅう師で1回、あん摩マッサージ指圧師1回、柔道整復師5回、全7回出題された設問では、7回を100%として、はり師きゅう師：14.3%、あん摩マッサージ指圧師：14.3%、柔道整復師：71.4% となります。柔整でこの項目が多く出るということが、1つずつ出た回数を足す手間をかけなくても一目瞭然となるのです。

　実は、これまでの国試問題を検討する中でわかったことに、近年の国家試験の設問は、数年ごとに各資格間でもリサイクルされていることが挙げられます。つまり、どの資格で出題されやすいかをパーセンテージで示すことで、はり師きゅう師、あん摩マッサージ指圧師、柔道整復師の3種類のユーザーが真っ先に勉強するべき項目がわかるための重要度となっているのです（最終的には、すべてのテーマを勉強するのが理想的です）。

　なお、本書に掲載されたすべての「過去の出題傾向」（国試の設問）の割合は、はり師きゅう師27%、あん摩マッサージ指圧師33%、柔道整復師40%です。

　この数字は、柔整の国家試験では、本書で掲載された設問が、まんべんなく出題されていると言えます。

　その逆で、はきやあマ指は、柔整と比べて同じような選択肢が使われ、偏る傾向にある、ということです。

　しかし、傾向を読むと以下のことが考えられます。

　本書には、各試験合わせた合計の出題数が3回未満の設問は掲載されていないので、逆に言うと、はり師きゅう師は1回しか出ないような設問が多く、山は張りやすいが、全体としてまんべんなく出題されていると考えられます。

　また、（系統）解剖学は、どんな資格でも程度の差はありますが、同じ内容を勉強することから、柔道整復師の国家試験で示された解剖学の重要なポイントは、はり師きゅう師の国家試験に向けて、今後勉強しなければならないポイントを示してくれていると言えます。

　国試問題が各資格間でリサイクルされていることはすでに述べました。本書に掲載された出題傾向の割合がアンバランスであっても、例えば、はり師きゅう師の受験者が、あん摩マッサージ指圧師や柔道整復師の国試ポイントを学習することは、はり師きゅう師の国試対策に有効と言えます。すなわち、時間の許す限り、すべてのテーマを勉強しておくことが重要なのです。

01	上皮の種類	（はき：5.6%、あマ指：44.4%、柔整：50.0%）
02	発生	（はき：14.3%、あマ指：14.3%、柔整：71.4%）
03	皮膚の組織	（はき：0.0%、あマ指：16.7%、柔整：83.3%）
04	皮膚腺	（はき：20.0%、あマ指：20.0%、柔整：60.0%）
05	小腸の特徴	（はき：30.0%、あマ指：25.0%、柔整：45.0%）
06	結腸の特徴	（はき：25.0%、あマ指：50.0%、柔整：25.0%）
07	肝門を通るもの	（はき：23.1%、あマ指：46.2%、柔整：30.8%）
08	腹腔内臓器と腹膜後器官	（はき：20.0%、あマ指：70.0%、柔整：10.0%） （はき：23.5%、あマ指：35.3%、柔整：41.2%）
09	縦隔内臓器	（はき：33.3%、あマ指：44.4%、柔整：22.2%）
10	鼻腔	（はき：38.5%、あマ指：46.2%、柔整：15.4%）
11	喉頭軟骨の特徴	（はき：42.9%、あマ指：14.3%、柔整：42.9%）
12	気管支の左右差	（はき：0.0%、あマ指：25.0%、柔整：75.0%）
13	ネフロン	（はき：42.1%、あマ指：26.3%、柔整：31.6%）
14	精巣	（はき：33.3%、あマ指：33.3%、柔整：33.3%）
15	精管	（はき：33.3%、あマ指：22.2%、柔整：44.4%）
16	卵巣	（はき：28.6%、あマ指：57.1%、柔整：14.3%）
17	卵管	（はき：62.5%、あマ指：12.5%、柔整：25.0%）
18	甲状腺	（はき：55.6%、あマ指：0.0%、柔整：44.4%）
19	副腎	（はき：20.0%、あマ指：40.0%、柔整：40.0%）
20	外頸動脈の分岐	（はき：23.8%、あマ指：28.6%、柔整：47.6%）
21	腹大動脈の分岐	（はき：33.3%、あマ指：38.9%、柔整：27.8%）
22	腹腔動脈の分岐	（はき：50.0%、あマ指：37.5%、柔整：12.5%）
23	門脈の構成	（はき：46.2%、あマ指：15.4%、柔整：38.5%）
24	胸管	（はき：18.2%、あマ指：54.5%、柔整：27.3%）
25	脊髄神経	（はき：0.0%、あマ指：45.5%、柔整：54.5%）
26	脳幹	（はき：33.3%、あマ指：0.0%、柔整：66.7%）
27	小脳の特徴	（はき：33.3%、あマ指：0.0%、柔整：66.7%）
28	大脳の機能	（はき：0.0%、あマ指：28.6%、柔整：71.4%）
29	脳室	（はき：50.0%、あマ指：16.7%、柔整：33.3%）
30	三叉神経	（はき：0.0%、あマ指：42.9%、柔整：57.1%）
31	外眼筋の支配神経	（はき：0.0%、あマ指：42.9%、柔整：57.1%）
32	迷走神経	（はき：0.0%、あマ指：50.0%、柔整：50.0%）
33	副交感神経を含む脳神経	（はき：7.1%、あマ指：35.7%、柔整：57.1%）
34	錐体路	（はき：57.1%、あマ指：14.3%、柔整：28.6%）
35	コルチ器（ラセン器）	（はき：12.5%、あマ指：50.0%、柔整：37.5%）
36	肩甲骨	（はき：0.0%、あマ指：45.5%、柔整：54.5%）
37	大腿骨	（はき：4.3%、あマ指：56.5%、柔整：39.1%）
38	顎関節	（はき：30.0%、あマ指：40.0%、柔整：30.0%）
39	足関節とショパール関節	（はき：0.0%、あマ指：44.4%、柔整：55.6%）
40	胸鎖乳突筋	（はき：0.0%、あマ指：33.3%、柔整：66.7%）
41	横隔膜	（はき：0.0%、あマ指：63.6%、柔整：36.4%）
42	脊柱起立筋	（はき：90.9%、あマ指：9.1%、柔整：0.0%）
43	鼡径靱帯と鼡径管	（はき：55.6%、あマ指：22.2%、柔整：22.2%）
44	三角（頸部）	（はき：33.3%、あマ指：66.7%、柔整：0.0%）
45	三角（大腿）	（はき：33.3%、あマ指：66.7%、柔整：0.0%）
46	手根管	（はき：52.6%、あマ指：0.0%、柔整：47.4%）
47	大坐骨孔	（はき：60.0%、あマ指：10.0%、柔整：30.0%）

48「出題されやすい穴と管」、49「出題されやすい血管と神経」、50「体表から触知できる主なもの」は出題率の分析を省略

目次

はじめに／iii
本書の特徴と使い方／iv

第1章 組織・発生・皮膚 ……………………………………………………… 1
- テーマ01 上皮の種類／2
- テーマ02 発生／4
- テーマ03 皮膚の組織／6
- テーマ04 皮膚腺／8
- **補講** 過去の国家試験でのポイント

第2章 消化器・呼吸器 …………………………………………………… 13
- テーマ05 小腸の特徴／14
- テーマ06 結腸の特徴／16
- テーマ07 肝門を通るもの／18
- テーマ08 腹腔内臓器と腹膜後器官／20
- テーマ09 縦隔内臓器／22
- テーマ10 鼻腔／24
- テーマ11 喉頭軟骨の特徴／26
- テーマ12 気管支の左右差／28
- **補講** 消化器系まとめ／過去の国家試験でのポイント

第3章 泌尿器・生殖器・内分泌 ………………………………………… 37
- テーマ13 ネフロン／38
- テーマ14 精巣／40
- テーマ15 精管／42
- テーマ16 卵巣／44
- テーマ17 卵管／46
- テーマ18 甲状腺／48
- テーマ19 副腎／50
- **補講** 過去の国家試験でのポイント

第4章 脈管系・神経系・感覚器系 ……………………………………… 59
- テーマ20 外頸動脈の分岐／60
- テーマ21 腹大動脈の分岐／62
- テーマ22 腹腔動脈の分岐／64
- テーマ23 門脈の構成／66
- テーマ24 胸管／68

テーマ25　脊髄神経／70
　　テーマ26　脳幹／72
　　テーマ27　小脳の特徴／74
　　テーマ28　大脳の機能／76
　　テーマ29　脳室／78
　　テーマ30　三叉神経／80
　　テーマ31　外眼筋の支配神経／82
　　テーマ32　迷走神経／84
　　テーマ33　副交感神経を含む脳神経／86
　　テーマ34　錐体路／88
　　テーマ35　コルチ器（ラセン器）／90
　　補講 動脈系（体循環）のまとめ／支配神経別の主な筋

第5章　運動器・体表解剖 ……………………………………………………97
　　テーマ36　肩甲骨／98
　　テーマ37　大腿骨／100
　　テーマ38　顎関節／102
　　テーマ39　足関節とショパール関節／104
　　テーマ40　胸鎖乳突筋／106
　　テーマ41　横隔膜／108
　　テーマ42　脊柱起立筋／110
　　テーマ43　鼡径靱帯と鼡径管／112
　　テーマ44　三角（頸部）／114
　　テーマ45　三角（大腿）／116
　　テーマ46　手根管／118
　　テーマ47　大坐骨孔／120
　　テーマ48　出題されやすい穴と管／122
　　テーマ49　出題されやすい血管と神経／124
　　テーマ50　体表から触知できる主なもの／126
　　補講 腰三角／関与・構成するもの／溝に関係するもの／通過するもの，位置を表す主なもの／筋の主な付着部／筋の運動【早見表】／体幹の運動／呼吸筋

参考文献／146
おわりに／147
索引／148

第1章
組織・発生・皮膚

- テーマ01　上皮の種類
- テーマ02　発生
- テーマ03　皮膚の組織
- テーマ04　皮膚腺

01 上皮の種類

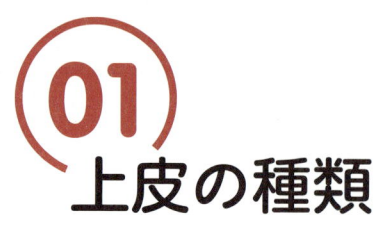

	✋	◎
	: 5.6%	
	:44.4%	
	:50.0%	

● 過去の出題傾向

膀胱の粘膜上皮は移行上皮？	1回	1回	3回
気管支粘膜は多列線毛上皮？	0回	2回	1回
表皮は重層扁平上皮？	0回	3回	3回
食道の粘膜上皮は重層扁平上皮？	0回	2回	2回

　上皮組織とは皮膚の表面，内腔を持つ臓器や体腔の壁を覆う組織をいう．上皮のほとんどは外胚葉と内胚葉からなる．上皮組織の特徴により，その臓器の働きが決まると言っても過言ではない．国家試験では組織の特徴と存在部位を知っているのかが試される．目的の組織がどの臓器に使用されているのか問われる問題が出題され，出題されやすいのは，消化器系では重層扁平上皮と単層円柱上皮で覆われる部位である．口や肛門のいわゆる表皮に近いところは重層扁平上皮，消化吸収が行われるところは単層円柱上皮に覆われるといった特徴が問われる．泌尿器系では内腔は伸縮性のある移行上皮で覆われる．ヒトの臓器で移行上皮で覆われるのは泌尿器系であることを理解していれば，それほど難しくはない．また線毛上皮は，卵管や精管，呼吸器など物質を移送する必要がある場所に存在することを理解しておく．

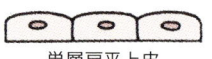
単層扁平上皮

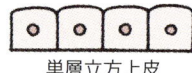
単層立方上皮

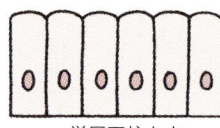
単層円柱上皮

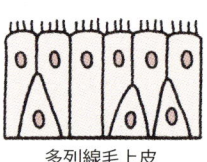
多列線毛上皮

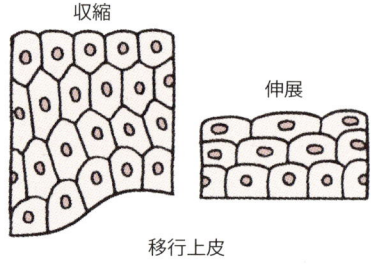
移行上皮

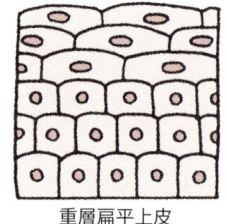
重層扁平上皮

上皮組織

第1章 組織・発生・皮膚

✤ 学習のポイント

組織は臓器の機能を表す．
臓器の機能と上皮の種類を理解しよう．

✤ 必ず覚えよう

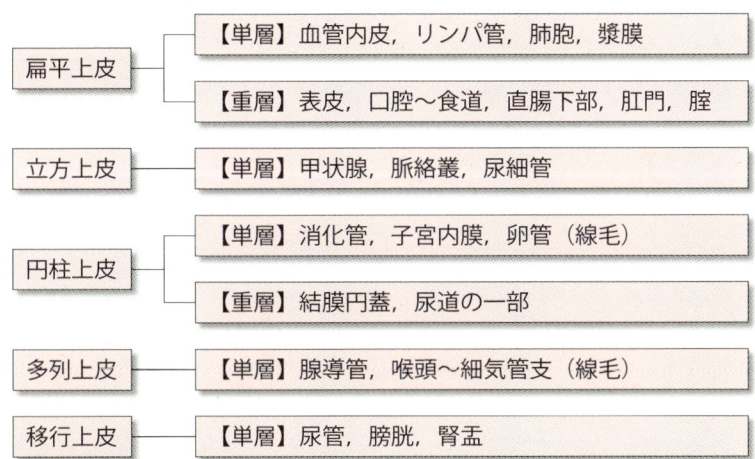

- 扁平上皮
  - 【単層】血管内皮，リンパ管，肺胞，漿膜
  - 【重層】表皮，口腔〜食道，直腸下部，肛門，腟
- 立方上皮
  - 【単層】甲状腺，脈絡叢，尿細管
- 円柱上皮
  - 【単層】消化管，子宮内膜，卵管（線毛）
  - 【重層】結膜円蓋，尿道の一部
- 多列上皮
  - 【単層】腺導管，喉頭〜細気管支（線毛）
- 移行上皮
  - 【単層】尿管，膀胱，腎盂

✤ 関連する項目

- 胃は単層円柱上皮で覆われる．
- 歯肉には重層扁平上皮が存在する．
- 腸粘膜上皮は単層円柱上皮で覆われる．
- 線毛上皮は卵管粘膜にみられる．
- 移行上皮は尿管の粘膜上皮でみられる．
- 移行上皮は最も伸縮性の高い上皮である．

第19回
上皮と器官との組合せで正しいのはどれか
1．移行上皮――胃
2．重層扁平上皮――食道
3．多列線毛上皮――膀胱
4．単層円柱上皮――血管

〈答え：2〉

第19回
誤っている組合せはどれか
1．重層扁平上皮――胃粘膜
2．多列線毛上皮――気管支粘膜
3．線毛上皮――卵管粘膜
4．移行上皮――膀胱粘膜

〈答え：1〉

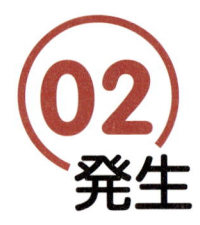

発生

🔘 : 14.3%
✋ : 14.3%
◎ : 71.4%

● 過去の出題傾向

| 神経組織は外胚葉から発生する？ | 🔘 1回 | ✋ 0回 | ◎ 3回 |
| 脊髄神経は外胚葉に由来する？ | 🔘 0回 | ✋ 1回 | ◎ 2回 |

　主に内胚葉から消化器, 呼吸器, 尿路が, 中胚葉から循環器, 泌尿器, 骨格, 筋, 生殖器, 真皮が, 外胚葉から神経系, 感覚器, 表皮が分化する. 発生は国家試験で詳細に問うことができる分野で, 難易度を出題者がコントロールしやすい. 出題されやすい部位としては, 内胚葉で肝臓や膵臓, 中胚葉で血液や骨格, 外胚葉から神経や皮膚である. また, 臓器内で発生が違う代表的な臓器として, 皮膚 (表皮：外胚葉, 真皮：中胚葉), 眼球 (角膜や網膜：外胚葉, 強膜：中胚葉), 副腎 (皮質：中胚葉, 髄質：外胚葉) が挙げられる. 近年, 胚葉ごとの発生には疑義があり, 今後は基礎的な出題に限られることが予想される.

発生の詳細

内胚葉	消化器	食道, 胃, 小腸, 大腸, 肝臓, 膵臓
	呼吸器	咽頭, 喉頭, 気管, 気管支, 肺
	尿路	膀胱, 尿道
	その他	甲状腺, 上皮小体, 耳管, 鼓室
中胚葉	循環器	心臓, 血管, リンパ管, リンパ節, 血液, 脾臓
	泌尿器	腎臓, 尿細管, 尿管
	生殖器	精巣, 精管, 卵巣, 子宮
	骨格	骨, 軟骨, 結合組織
	筋	横紋筋, 平滑筋 (内眼筋は除く)
	皮膚	真皮
	その他	ゾウゲ質, 副腎皮質, 腹膜, 胸膜, 心膜, 結合組織
外胚葉	神経系	脳, 脊髄, 末梢神経
	感覚器	視覚器, 聴覚器, 平衡覚器, 味覚器, 嗅覚器
	皮膚	表皮, 毛, 爪, 汗腺, 脂腺, 乳腺, 涙腺
	その他	副腎髄質, 下垂体, エナメル質, 水晶体, 虹彩筋, 口腔, 肛門, 鼻腔, 副鼻腔

第1章 組織・発生・皮膚

❖学習のポイント

まずは系統別に発生を覚えよう（例：消化器は内胚葉）
外胚葉由来の臓器や組織が問われやすいので、外胚葉から確認しよう．

❖必ず覚えよう

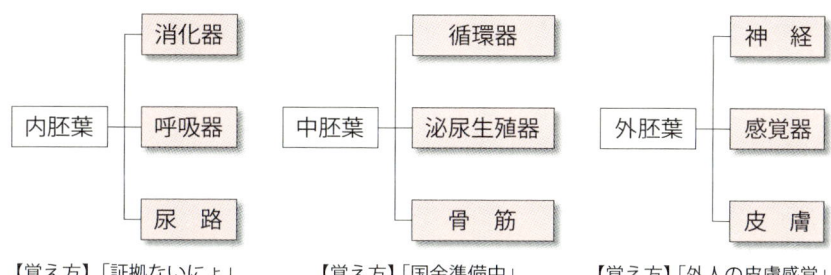

【覚え方】「証拠ないにょ」　【覚え方】「国金準備中」　【覚え方】「外人の皮膚感覚」

❖関連する項目

- 汗腺，表皮は外胚葉由来である．
- 毛は外胚葉から分化する．
- 真皮は中胚葉に由来する．
- 結合組織は中胚葉に由来する．
- 骨格筋細胞は中胚葉から分化する．
- 肝細胞は内胚葉から発生する．
- 小腸上皮は内胚葉から分化する．
- 膵島（ランゲルハンス島）は内胚葉由来である．
- 赤血球は中胚葉から分化する．
- 眼球は外胚葉から分化した上皮を有する．
- 網膜は外胚葉由来の上皮組織を有する．

🖊 第16回
発生学的に正しい組合せはどれか
1. 真　皮――外胚葉
2. 網　膜――外胚葉
3. 涙　腺――内胚葉
4. 肝細胞――中胚葉

〈答え：2〉

◎ 第18回
外胚葉から発生するのはどれか
1. 肝臓
2. 脊髄
3. 心臓
4. 精巣

〈答え：2〉

03 皮膚の組織

◎ ： 0.0%
✋ ： 16.7%
⊙ ： 83.3%

● 過去の出題傾向

真皮は強靭な線維性結合組織からなる？	◎ 0回	✋ 1回	⊙ 2回
皮下組織は疎線維性結合組織からなる？	◎ 0回	✋ 0回	⊙ 3回

　皮膚は身体を覆う最大の臓器で表皮，真皮，皮下組織の三層構造である．表皮は外胚葉由来で組織学的に重層扁平上皮である．その基底層で皮膚が作られる．同じ基底層には皮膚に色をつけるメラニン産生細胞や，身体を危険から守るための痛みや温熱を感じる自由神経終末がみられる．表皮と真皮では感覚神経の場所と機能，発生が比較される．また真皮と皮下組織との比較では，結合組織との種類の違いが問われる．皮下組織は運動の妨げにならないように疎性結合組織で作られており，脂肪組織が蓄えられる．国家試験では皮膚は偏りなく出題される．

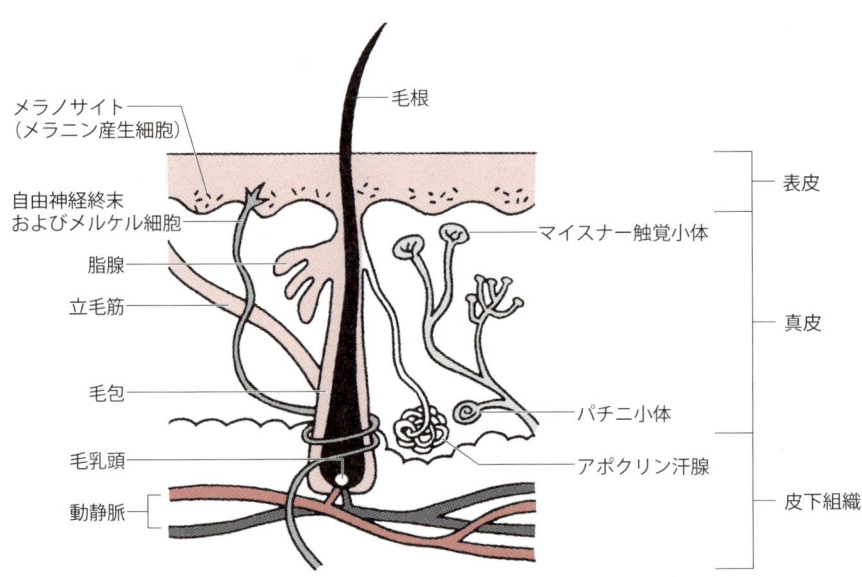

皮膚の断面図

第1章 組織・発生・皮膚

❖学習のポイント

表皮では基底層に存在するものを確認しよう．
真皮の結合組織の特徴を皮下組織と対比させて理解しよう．

❖必ず覚えよう

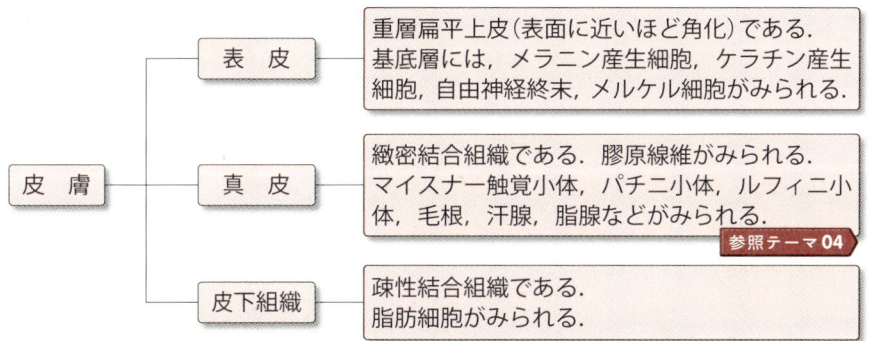

❖関連する項目

- 表皮は重層扁平上皮である． 参照テーマ01
- 自由神経終末は痛みの受容器で表皮にある．
- 真皮は膠原線維に富む．
- パチニ小体は圧覚をつかさどり，真皮深層から皮下組織でみられる．
- 立毛筋は平滑筋である．
- 毛は角質に富む．
- 毛は表皮が変形したものである．
- 爪は表皮が変形したものである．
- 表皮は外胚葉，真皮は中胚葉由来である． 参照テーマ02

◎ 第13回
疎性結合組織はどれか
1. 腱
2. 真皮
3. 皮下
4. 靭帯

〈答え：3〉

◎ 第4回
誤っているのはどれか
1. 真皮は密線維性（強靭）結合組織である
2. 皮下組織は疎線維性結合組織である
3. 大汗腺は全身の皮膚にある
4. 爪は表皮が変形したものである

〈答え：3〉

04 皮膚腺

｜⊘：20.0%
｜✋：20.0%
｜◎：60.0%

● 過去の出題傾向

アポクリン汗腺（大汗腺）は毛包に開口する？	⊘ 1回	✋ 1回	◎ 2回
脂腺は皮膚腺で毛包に開口する？	⊘ 1回	✋ 1回	◎ 1回
腋窩は大汗腺（アポクリン汗腺）が多い？	⊘ 0回	✋ 0回	◎ 3回

　皮膚の真皮（参照テーマ03）に存在する付属腺には脂腺，汗腺，乳腺がある．脂腺は通常，毛包上部に導管が開口し，毛に艶を与えるため毛と共に存在するが，手掌や足底には見られない．しかし毛とは独立して存在する独立脂腺がマイボーム腺（眼裂周囲），口角腺，亀頭腺，乳輪などの特定の部に見られる．汗腺は小汗腺と大汗腺に分けられる．小汗腺（エクリン汗腺）は全身に分布し体温調節をあずかるが，手掌，足底，腋窩の発汗は精神発汗によるものである．大汗腺（アポクリン汗腺）は毛包に開口し，腋窩，乳輪，陰部，肛門，外耳道など存在する場所が限定され，特有の臭気がある．また，これら皮膚腺の分泌様式は大きく3種類に分けられる．小汗腺のエクリン分泌，大汗腺のアポクリン分泌，脂腺のホロクリン分泌である．国家試験には脂腺および汗腺の開口する場所がよく出題される．

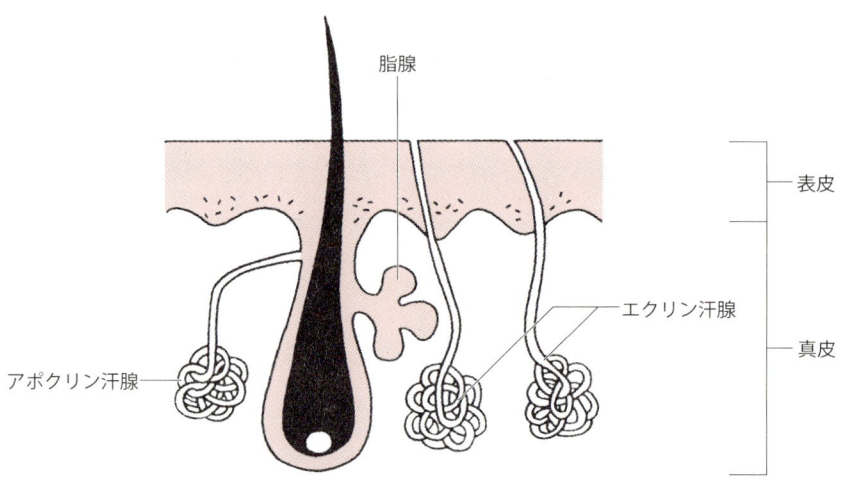

汗腺と脂腺

第1章 組織・発生・皮膚

❖学習のポイント

手掌と足底がポイントとなる．
・手掌や足底にはエクリン汗腺はあるが，その発汗は精神的作用である．
・手掌や足底には体毛がないため，脂腺（毛包腺）はない．
アポクリン汗腺と独立脂腺の存在場所を確認しよう．
毛包にはアポクリン汗腺や脂腺が開口する．

❖必ず覚えよう

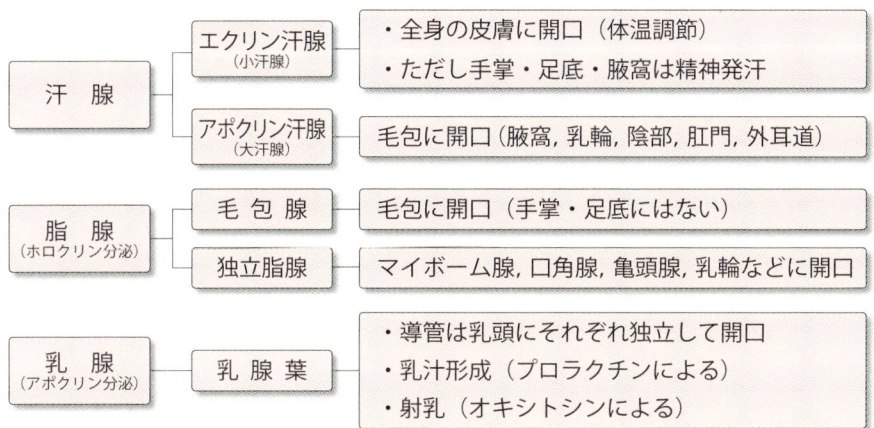

❖関連する項目

- 体毛がある皮膚に脂腺（毛包腺）が見られる．
- 汗腺に交感神経が分布する．
- 乳腺は下垂体ホルモンから直接の影響を受ける．

第12回
皮膚に脂腺がない部位はどれか
1．項部
2．腋窩
3．腰部
4．足底

〈答え：4〉

第14回
大汗腺（アポクリン汗腺）が多く分布するのはどれか
1．鼻翼
2．腋窩
3．手掌
4．手背

〈答え：2〉

第1章 補講

● **上皮組織を覚えた者は臓器を制す！**

　身体には様々な臓器がありますが、その臓器の内面や外面を覆うのが上皮組織です。結局、試験で問われやすいのは臓器の特徴で、臓器の特徴は上皮組織で決まると言っても過言ではありません。例えば、「表皮」は外からの刺激にさらされていますが、そのために強靭な重層扁平上皮が使われているといった具合です。他の章にも関連しますから要チェック！

【過去の国家試験でのポイント】

● **細胞**

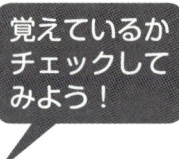

- 生殖細胞は減数分裂を行う．
- 赤血球は成熟過程で核を失う．
- 支持組織は細胞間基質に富む．
- 性染色体の数は2個である．
- 細胞質──細胞小器官．
- 卵子──Ｘ染色体．
- 細胞分裂後期は，有糸分裂で娘染色体が両極に移動する．
- 染色体は受精卵が両親からほぼ同量ずつ受けとる．
- ミトコンドリア，小胞体などは細胞小器官である．
- 中心小体は有糸分裂に関与する．
- ミトコンドリアは細胞のエネルギー産生に関与する．
- リボゾームは蛋白質の合成に関係する．
- リソソームは細胞内消化に関係する．
- 核膜は細胞分裂が始まると消失する．
- 細胞の有糸分裂で，中期は染色体が赤道面に配列する．
- 染色体は核に含まれる．
- Ｂリンパ球の多くは形質細胞に分化する．
- 大食細胞の細胞質には大量のリソソームが含まれる．
- 脂肪細胞の細胞質は中性脂肪で占められる．
- 肥満細胞の細胞質は大量の顆粒で占められる．

● **組織**

- グリア細胞は神経組織の構成に関与する．
- シュワン細胞は末梢神経の髄鞘を形成する．
- ニューロンは神経組織の構成に関与する．
- 移行上皮──尿管の粘膜．
- 移行上皮は最も伸縮性の高い上皮である．
- 横隔膜は筋組織である．
- 外分泌腺は上皮組織である．

- 関節半月は線維軟骨からなる．
- 気管は線毛上皮を有する．
- 近位と遠位とは体肢の中で区別できる．
- 喉頭蓋軟骨は弾性軟骨である．
- 骨格筋細胞は横紋構造を有する．
- 骨格筋細胞は多数の核を有する．
- 骨格筋細胞は長さは数cmに達する．
- 細網組織は結合組織に分類される．
- 脂肪組織も結合組織に分類される．
- 弾性組織は結合組織に分類される．
- 歯肉には重層扁平上皮が存在する．
- 耳介軟骨――弾性軟骨．
- 皮膚――重層扁平上皮．
- 食道――重層扁平上皮．
- 心臓の筋層は横紋筋からなる．
- 心筋には横紋がある．
- 心筋には横線が見られる．
- 正中面は人体の基準面のうち1面しかない．
- 胃――単層円柱上皮．
- 腸粘膜上皮――単層円柱上皮．
- 長骨のハバース管には血管が走行する．
- 椎間円板は線維軟骨を有する．
- 頭側と尾側とは前額面（前頭面）の中で区別できる．
- 内分泌腺は上皮組織である．
- 表皮は上皮組織である．
- 腹側と背側とは水平面の中で区別できる．
- 腱・靭帯の主成分は膠原線維である．

● 発生
- 肝細胞は内胚葉から発生する．
- 小腸上皮は内胚葉から分化する．
- 膵島（ランゲルハンス島）は内胚葉由来である．
- 結合組織は中胚葉に由来する．
- 骨格筋細胞は中胚葉から分化する．
- 赤血球は中胚葉から分化する．
- 神経組織は外胚葉から発生する．
- 脊髄神経は外胚葉に由来する．
- 汗腺，表皮は外胚葉由来である．
- 毛は外胚葉から分化する．
- 網膜は外胚葉由来の上皮組織を有する．

● **皮膚**
- アポクリン汗腺（大汗腺）は毛包に開口する．
- パチニ小体──圧覚．
- マイスナー触覚小体は真皮にある．
- メラノサイトは表皮基底層にある．
- メルケル細胞は表皮の中にある．
- 汗腺，表皮は外胚葉由来である．
- 汗腺に交感神経が分布する．
- 脂腺は毛包に開口する．
- 毛のある皮膚には脂腺がみられる．
- 自由神経終末は痛みの受容器である．
- 手掌の皮膚には脂腺がない．
- 足底の皮膚にも脂腺がない．
- 手掌の皮膚には小汗腺（エクリン汗腺）が多い．
- 真皮は強靱な線維性結合組織からなる．
- 真皮は膠原線維に富む．
- 爪は表皮が変形したものである．
- 爪母基は表皮の一部である．
- 乳腺は下垂体ホルモンから直接の影響を受ける．
- 皮下組織は脂肪組織に富む．
- 皮下組織は疎線維性結合組織である．
- 皮膚は表皮，真皮および皮下組織の三層からなる．
- 表皮は重層扁平上皮である．
- 毛は角質に富む．
- 毛は表皮が変形したものである．
- 立毛筋は平滑筋である．
- 腋窩は大汗腺（アポクリン汗腺）が多い．
- エクリン汗腺は皮膚腺である．
- アポクリン汗腺も皮膚腺である．
- 脂腺も皮膚腺である．
- 脂腺はホロクリン分泌を行う．

第2章
消化器・呼吸器

テーマ05　小腸の特徴
テーマ06　結腸の特徴
テーマ07　肝門を通るもの
テーマ08　腹腔内臓器と腹膜後器官
テーマ09　縦隔内臓器
テーマ10　鼻腔
テーマ11　喉頭軟骨の特徴
テーマ12　気管支の左右差

05 小腸の特徴

○: 30.0%
✋: 25.0%
◉: 45.0%

● 過去の出題傾向

集合リンパ小節（パイエル板）は回腸下部に多い？	○ 2回	✋ 1回	◉ 5回
十二指腸（下行部）に総胆管が開く？	○ 2回	✋ 2回	◉ 2回
腸絨毛は小腸にみられる？	○ 1回	✋ 1回	◉ 1回
輪状ヒダは小腸にあって大腸にない？	○ 1回	✋ 1回	◉ 1回

　小腸は十二指腸，空腸，回腸に区分される．内壁の粘膜上皮は単層円柱上皮で，輪状ヒダ，腸絨毛，微絨毛が突出し，栄養の吸収面積を多くしている．筋層は，内層は輪走筋，外層は縦走筋の平滑筋である．十二指腸は腹膜後器官のため外膜で覆われる．空腸および回腸は腹腔内臓器で漿膜で覆われ腸間膜を持つため腸間膜小腸と呼ばれる．十二指腸は上部，下行部，水平部，上行部に区別される．上部は胃に続くため，アルカリ性の粘液を外分泌するブルンナー腺がある．下行部には大十二指腸乳頭（ファーター乳頭）があり，総胆管と膵管が開口しオッディ括約筋に括約される．また十二指腸空腸曲はトライツ靱帯で補強される．空腸上部では輪状ヒダが最も発達し，回腸ではパイエル板（集合リンパ小節）が見られる．内分泌として十二指腸から空腸にかけて胃酸分泌を抑制するセクレチンがS細胞から血中に分泌される．小腸を主に栄養するのは上腸間膜動脈で，静脈は門脈となって肝臓に注ぐ（参照テーマ23）．国家試験では大腸の特徴との差異を問われることが多い．

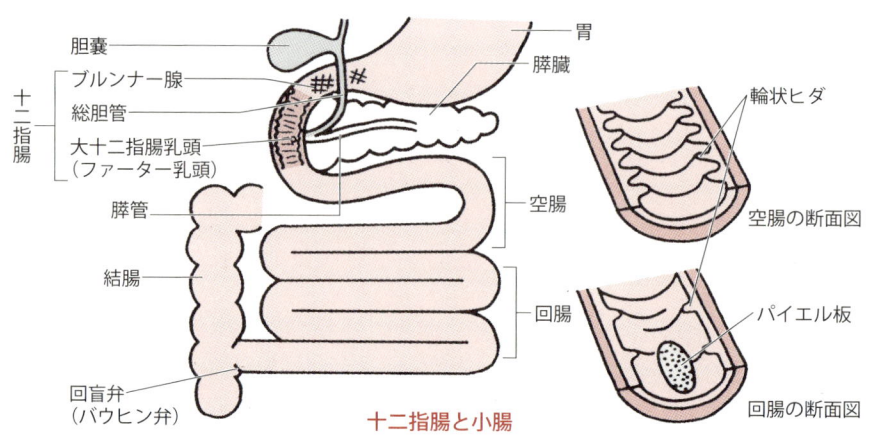

十二指腸と小腸

第 **2** 章　消化器・呼吸器

✤ 学習のポイント

小腸の部位ごとに外膜，漿膜のどちらに覆われるのか覚えよう．
十二指腸，空腸，回腸それぞれの特徴と，小腸全体で共通の特徴を理解しよう．
大腸と比較して理解しよう． 参照テーマ06

✤ 必ず覚えよう

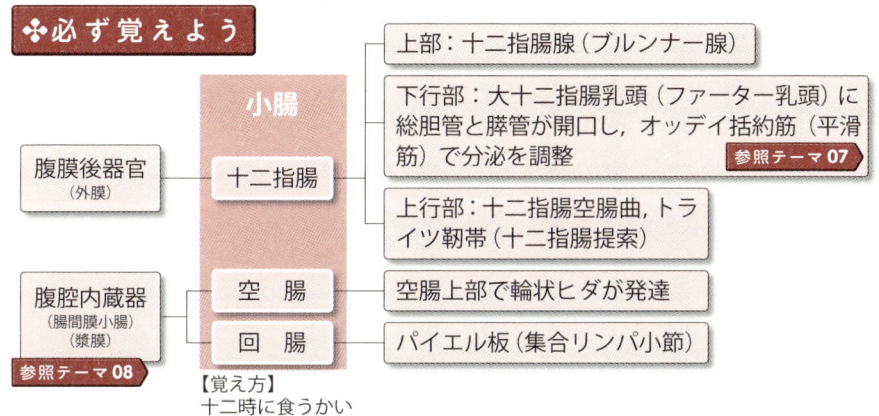

【覚え方】
十二時に食うかい

✤ 関連する項目

- 小腸は胃の幽門に続く消化管である．
- 小腸は十二指腸，空腸および回腸に区分される．
- 十二指腸は右腎臓に接する．
- 十二指腸は膵頭部をC字状に囲む．
- 門脈が十二指腸の後面を通過する．
- 小腸は単層円柱上皮で覆われる．
  参照テーマ01
- 小腸は上腸間膜動脈・静脈で栄養される． 参照テーマ21
- 腸腺は絨毛の根元に開口する．
- 筋層は内輪外縦（平滑筋）である．
- 空腸と回腸は長く，十二指腸は短い．
- S細胞からセクレチン（胃酸分泌抑制）が分泌される．

---

⑪ 第13回
小腸について誤っている記述はどれか
1．空腸は腸間膜をもつ
2．粘膜に半月ヒダがある
3．腸腺は絨毛の根元に開口する
4．二層の筋層からなる
　　　　　　　　〈答え：2〉

◎ 第16回
十二指腸に開くのはどれか
1．肝管
2．総肝管
3．総胆管
4．胆嚢管
　　　　　　　　〈答え：3〉

06 結腸の特徴

⁄⁄ : 25.0%
✋ : 50.0%
◎ : 25.0%

● 過去の出題傾向

腹膜垂は結腸に存在する？　　⁄⁄ 1回　✋ 2回　◎ 1回
虫垂は盲腸から突出する？　　⁄⁄ 1回　✋ 2回　◎ 1回

　大腸は順に盲腸，上行結腸，横行結腸，下行結腸，S状結腸，直腸に区分される．結腸内壁の粘膜上皮は単層円柱上皮で半月ヒダがみられる．筋層は平滑筋の輪走筋がみられるが，縦走筋はなく結腸ヒモとなっている．外壁は上行結腸および下行結腸，直腸下部は腹膜後器官のため外膜で覆われ，横行結腸とS状結腸，直腸上部は腹腔内臓器のため漿膜で覆われる．結腸の特徴として半月ヒダ，結腸膨起，結腸ヒモ，腹膜垂が挙げられ，国家試験では小腸と比較される．結腸ヒモには大網ヒモ，間膜ヒモ，自由ヒモがあり，横行結腸の大網ヒモに胃の大弯から来た大網（漿膜）が付く．結腸ヒモの表面に腹膜垂が付き脂肪を入れる．また盲腸から突出する虫垂は右下腹部の腸骨窩に位置し，リンパ小節が多く見られる．結腸は左右の上腹部で大きく曲がり，右結腸曲および左結腸曲となる．右結腸曲は上方に肝臓があるため，左結腸曲より若干低くなる．大腸を栄養する血管は大きく2種類あり，左結腸曲より口に近い方が上腸間膜動脈・上腸間膜静脈，肛門に近い方が下腸間膜動脈・下腸間膜静脈で（参照テーマ21），最終的に各静脈は門脈となって肝臓に注ぐ．盲腸と上行結腸の境界部に回腸（小腸）が開口し，回盲弁（バウヒン弁）を作る．

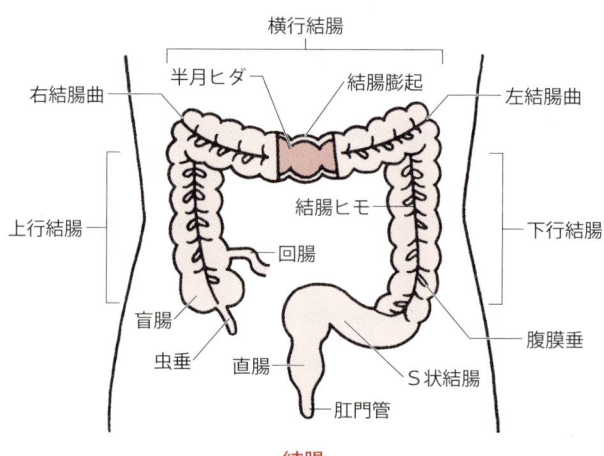

結腸

第 2 章 消化器・呼吸器

❖ 学習のポイント

盲腸は結腸の特徴とほぼ同じである．
結腸で外膜もしくは漿膜で覆われる部位をそれぞれ覚えよう．
横行結腸には胃からくる大網がつく．
小腸と比較して理解しよう． 参照テーマ05

❖ 必ず覚えよう

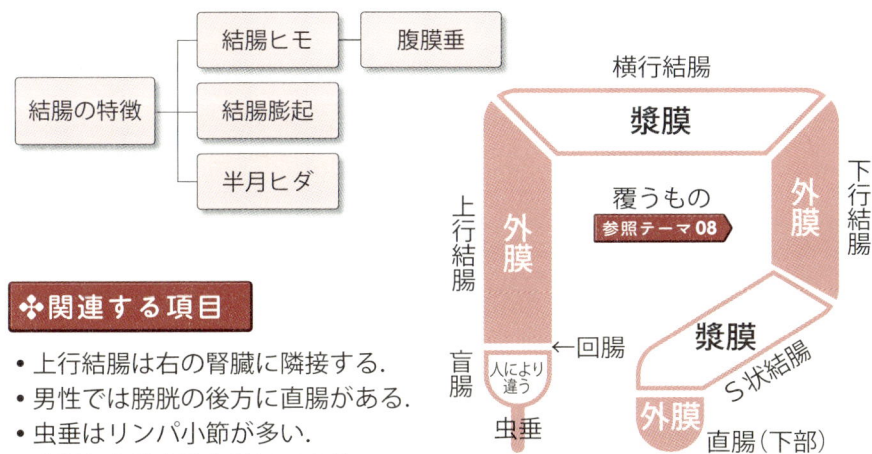

❖ 関連する項目

- 上行結腸は右の腎臓に隣接する．
- 男性では膀胱の後方に直腸がある．
- 虫垂はリンパ小節が多い．
- 直腸から前立腺を触知できる．
- 直腸肛門部には静脈叢が多い． 参照テーマ23
- 回腸と盲腸との間には回盲弁（バウヒン弁）がある．
- 結腸曲は左が右よりも高い．
- 盲腸〜直腸上部は単層円柱上皮で覆われる． 参照テーマ01
- 直腸下部〜肛門は重層扁平上皮で覆われる．
- 筋層の外縦走筋は結腸ヒモとなる．

👋 第10回
大腸にみられないのはどれか
1．半月ヒダ
2．結腸ヒモ
3．腸絨毛
4．腹膜垂

〈答え：3〉

◎ 第6回
結腸に存在するのはどれか
1．輪状ヒダ
2．腸絨毛
3．パイエル板
4．腹膜垂

〈答え：4〉

07 肝門を通るもの

◎ : 23.1%
✋ : 46.2%
⦿ : 30.8%

過去の出題傾向

肝管は肝門を通る？	◎ 1回	✋ 2回	⦿ 1回
肝静脈は下大静脈に直接注ぐ？	◎ 1回	✋ 1回	⦿ 2回
肝臓の肝門を門脈が通る？	◎ 1回	✋ 3回	⦿ 1回

　肝門は肝臓の後下面（臓側面）にあり，右葉，左葉，尾状葉，方形葉に囲まれる．肝門は肝臓を出入りする固有肝動脈，門脈，肝管の通路となっている．これらを理解するためには肝臓の構造を把握する必要がある．肝臓の機能的最小単位を肝小葉といい，グリソン鞘で覆われる．その周囲には「肝の三つ組み（小葉間動脈・小葉間静脈・小葉間胆管）」があり，肝小葉の内外を結ぶ．固有肝動脈から小葉間動脈，門脈から小葉間静脈，小葉間胆管は肝管へとつながる．小葉間動脈と小葉間静脈は合流して洞様毛細血管（類洞）となり中心静脈へと動静脈の混合血を注ぐ．洞様毛細血管には食作用を持ったクッパー細胞があり異物を取り除く．また洞様毛細血管を肝細胞索が囲み胆汁を生成する．その胆汁を集めるのが小葉間胆管で，最終的に総胆管となり十二指腸の大十二指腸乳頭に開口する（参照テーマ05）．肝臓は重要な内容が多く，国家試験では肝門を通過するものが問われやすいが，血液と胆汁の流れを十分理解することが大切である．また肝臓の構造についても関連するので覚えておくとよい．肝臓は右上腹部に位置し，横隔膜の直下にあるため肝臓を覆う漿膜がすべて覆う手前で反転し，漿膜がない場所，無漿膜野を形成する．肝臓の四葉中，右葉は最大で，左葉との間に肝円索（もと臍静脈）を持つ肝鎌状間膜がある．

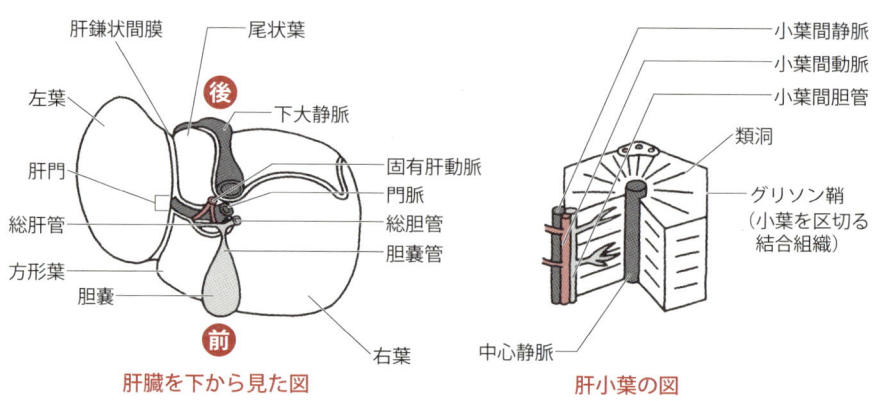

肝臓を下から見た図　　　肝小葉の図

✤学習のポイント

肝門を通るものや，三つ組を別々に覚えるのでなく，肝臓全体を理解しよう．
血液や胆汁はどこから来てどこへ行くのか覚えよう．

✤必ず覚えよう

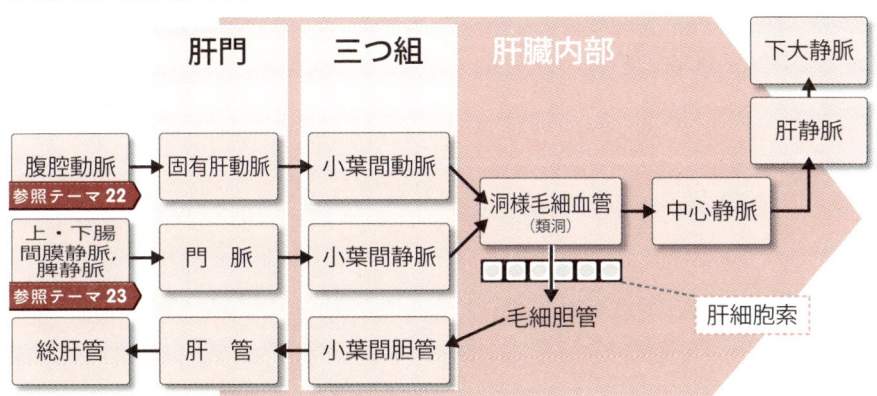

✤関連する項目

- 胆汁の流路で総肝管と胆嚢管とが合流して総胆管となる．
- 総胆管は十二指腸（大十二指腸乳頭）に開口する．　参照テーマ05
- 洞様毛細血管（類洞）は中心静脈へ注ぐ．
- 洞様毛細血管（類洞）は動脈血と静脈血の混合血が流れ，クッパー細胞，星状細胞が関係する．
- 洞様毛細血管周囲の肝細胞索で胆汁が作られ毛細胆管へ流れ出す．
- ヘリング管は毛細胆管と小葉間胆管をつなぐ．

✋ 第14回
肝門を出入りしないのはどれか
1. 固有肝動脈
2. 肝静脈
3. 門脈
4. 肝管

〈答え：2〉

◎ 第14回
肝門を通らないのはどれか
1. 肝管
2. 固有肝動脈
3. 肝静脈
4. 門脈

〈答え：3〉

08 腹腔内臓器と腹膜後器官

：20.0%
：70.0%
：10.0%

：23.5%
：35.3%
：41.2%

過去の出題傾向

空腸は腸間膜をもつ？	2回	3回	0回
横行結腸は間膜をもつ？	0回	4回	1回
十二指腸は腹膜後器官か？	1回	1回	3回
膵臓は腹膜後器官か？	2回	0回	2回
腎臓は腹膜後器官か？	1回	5回	2回

漿膜（腹膜）に包まれた腔所を腹膜腔と呼び，同じ漿膜に包まれた臓器を腹腔内臓器と呼ぶ．漿膜は腹腔，骨盤腔の壁面を覆い（壁側漿膜），折り返しそのまま腔内にある臓器の表面を覆う（臓側漿膜）．漿膜は一枚物の膜で，一つの閉鎖空間を形成する．腹壁や臓器を線維成分の少ない漿膜で覆うことで，臓器同士，臓器と壁の間の摩擦を防いでいる．漿膜は部位により名称が異なる．壁側漿膜と臓側漿膜をつなぐ漿膜を間膜といい，代表的なものが空腸・回腸と腹壁をつなぐ腸間膜である．臓器へ伸び出た間膜は行きと帰りで二重となり，その間を血管やリンパ管，神経などが通り臓器と連絡する．腹膜腔は女性では卵管，子宮，膣を介して外界と交通する．また，腹膜後器官は壁側腹膜の後方にあり，腹腔後壁の軟部組織に一部あるいは全部が埋もれる．十二指腸，膵臓，上行結腸，下行結腸，腎臓などは腹膜後臓器に分類されているが，前面を腹膜で覆われる．国家試験では，各臓器が腹腔内臓器なのか腹膜後器官なのかが問われやすい．

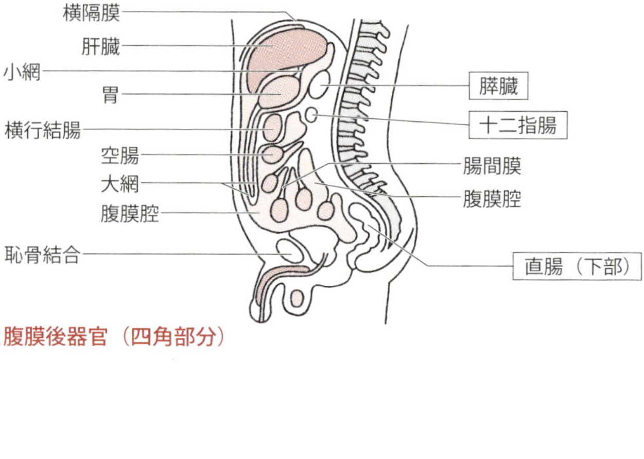

腹腔内臓器と腹膜後器官（四角部分）

第 2 章　消化器・呼吸器

✤学習のポイント

臓器を覆う膜が漿膜なのか外膜なのかで，腹腔内臓器か腹膜後器官かを判断できる．
ツルツルの漿膜で覆われた臓器は，擦れることを前提にしているため腹腔内臓器であることがわかる．
軟部組織に埋もれている臓器は，場所を安定させるために線維が多い外膜で覆われる．

✤必ず覚えよう

腹腔内臓器	食道下端（第10／11胸椎の高さ），胃，空腸，回腸，横行結腸，S状結腸，直腸上部，肝臓，胆嚢，卵巣，子宮（底〜体）など
腹膜後器官	十二指腸，上行結腸，下行結腸，直腸下部，肛門，膵臓，腎臓，尿管，副腎，腹大動脈，下大静脈，交感神経幹など

✤関連する項目

- 脾臓の表面は腹膜に包まれている．
- 膀胱の上面は腹膜で覆われる．
- 子宮の表面は腹膜で覆われる．
- 卵巣は腹膜に包まれている．　参照テーマ16

◉ 第9回
腸間膜を有しないのはどれか
1．十二指腸
2．空腸
3．回腸
4．横行結腸
〈答え：1〉

◉ 第7回
間膜のある臓器はどれか
1．膵臓
2．副腎
3．腎臓
4．卵巣
〈答え：4〉

◉ 第4回
腹膜後器官はどれか
1．膵臓
2．肝臓
3．脾臓
4．胃
〈答え：1〉

◉ 第11回
腹膜後器官はどれか
1．十二指腸
2．盲腸
3．横行結腸
4．肝臓
〈答え：1〉

09 縦隔内臓器

◯ : 33.3%
◯ : 44.4%
◯ : 22.2%

過去の出題傾向

食道は（後）縦隔に存在する？　　　◯2回　◯2回　◯1回
心臓は縦隔内に存在する？　　　　　◯1回　◯2回　◯1回

　縦隔とは胸郭内で肺を入れる左右の胸膜腔を仕切る壁をいう．縦隔内臓器とは縦隔内に存在する臓器のことである．縦隔の上方は胸郭上口，下方は横隔膜，前方は胸骨，後方は胸椎で囲まれる．縦隔は場所によって上，前，中，後部に分けられる．上縦隔には胸腺（上部），気管，食道上部，大動脈弓，腕頭静脈，奇静脈，胸管，迷走神経，横隔神経，反回神経，交感神経幹，前縦隔には胸腺（下部），中縦隔には心臓，上行大動脈，肺動脈と肺静脈，上大静脈，後縦隔には気管支，食道下部，胸大動脈，奇静脈，半奇静脈，迷走神経，胸管，交感神経幹が存在する．国家試験では詳細に上，前，中，後の縦隔にそれぞれ存在する臓器を問う問題はまれで，縦隔内全体で存在する臓器あるいは存在しない臓器が問われる．いずれにしても縦隔は軟部組織でできた壁のため，縦隔内に存在する臓器の多くは外膜で覆われることになる．

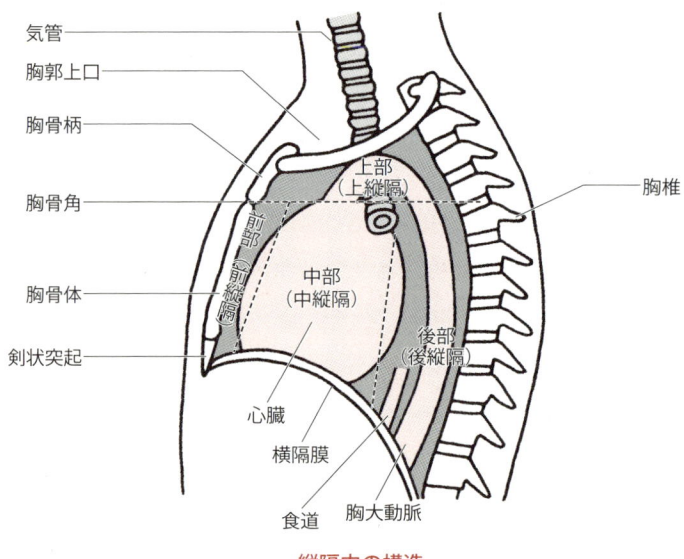

縦隔内の構造

第 2 章　消化器・呼吸器

❖ 学習のポイント

縦隔は左右の胸膜腔を仕切る壁であることをイメージしよう．
まず胸部に存在する（通過する）臓器を理解して，次に縦隔内での位置を確認しよう．

❖ 必ず覚えよう

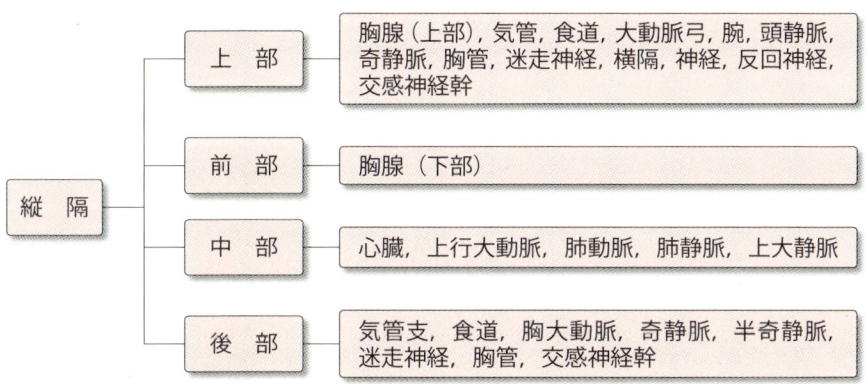

縦隔
- 上部：胸腺（上部），気管，食道，大動脈弓，腕頭静脈，奇静脈，胸管，迷走神経，横隔，神経，反回神経，交感神経幹
- 前部：胸腺（下部）
- 中部：心臓，上行大動脈，肺動脈，肺静脈，上大静脈
- 後部：気管支，食道，胸大動脈，奇静脈，半奇静脈，迷走神経，胸管，交感神経幹

❖ 関連する項目

- 気管は縦隔内に存在する．
- 縦隔は肺，胸骨，脊柱および横隔膜に囲まれた部位である．
- 縦隔胸膜は壁側胸膜である．
- 大動脈弓は縦隔に存在する．
- 縦隔の下面は横隔膜である．
- 肺は縦隔に存在しない．
- 肺門は縦隔に面する．

第18回
胸部の器官について後縦隔にあるのはどれか
1．胸腺
2．食道
3．心臓
4．大動脈弓

〈答え：2〉

第15回
縦隔内に存在しない臓器はどれか
1．咽頭
2．食道
3．気管
4．心臓

〈答え：1〉

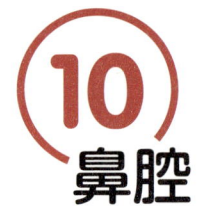

⑩ 鼻腔

⊘ : 38.5%
✋ : 46.2%
◎ : 15.4%

過去の出題傾向

咽頭は後鼻孔で鼻腔とつながる？	⊘ 2回	✋ 1回	◎ 0回
上顎洞は中鼻道に開口する？	⊘ 2回	✋ 3回	◎ 2回
前頭洞（前額洞）は中鼻道に開口する？	⊘ 0回	✋ 3回	◎ 1回
鼻腔は口蓋によって口腔から隔てられる？	⊘ 2回	✋ 1回	◎ 0回
鼻涙管は下鼻道に開口する？	⊘ 4回	✋ 2回	◎ 0回
蝶形骨は副鼻腔を有する？	⊘ 0回	✋ 2回	◎ 1回

　鼻腔の粘膜は多列線毛上皮で覆われる．外鼻孔から約2センチの鼻中隔にはキーゼルバッハ部位があり，静脈叢が発達して鼻出血を起こしやすい．臭いを感じる嗅部（嗅上皮）は鼻腔上部にあり，線毛を持つ嗅細胞が存在する．鼻腔の外側壁から上鼻甲介，中鼻甲介，下鼻甲介が突出し空気の通り道をつくる．上方から蝶篩陥凹，上鼻道，中鼻道，下鼻道で，中隔側には鼻甲介に仕切られていない総鼻道がある．また鼻腔周囲には副鼻腔という空洞を持つ含気骨があり，それぞれ鼻腔と交通する．国家試験にはこの副鼻腔の鼻腔への開口部を問う問題が多く出題されるが，蝶形骨洞は蝶篩陥凹に，後篩骨洞は上鼻道に開口することから順に覚え，前頭洞，上顎洞，前・中篩骨洞は中鼻道に開口する，とまとめると覚えやすい．上顎洞は副鼻腔中で最も大きい．また下鼻道には鼻涙管が開口することも重要である．余談だが頸から上方で含気骨は5種類存在し，そのうち4つが副鼻腔を持つ骨である．残りの含気骨は側頭骨で聴覚・平衡覚の受容器を入れる．

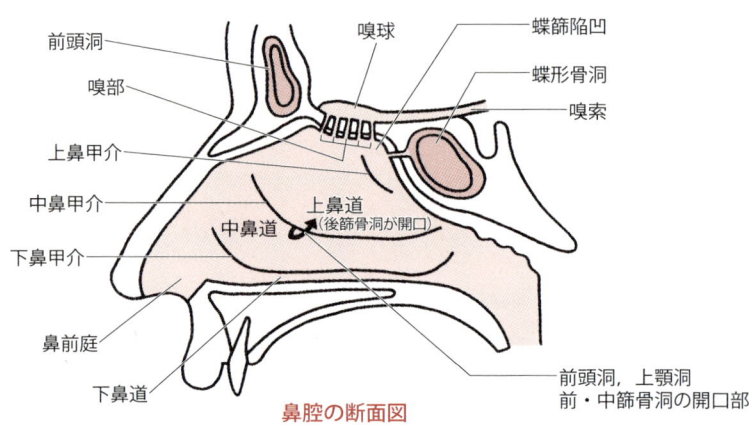

鼻腔の断面図

第 2 章　消化器・呼吸器

❖ 学習のポイント

上・中・下の鼻甲介により鼻腔が分けられることをイメージしよう．
上鼻道，中鼻道，下鼻道のほかに蝶篩陥凹があることを忘れないようにしよう．
鼻腔には副鼻腔だけでなく，鼻涙管も開口している．
篩骨洞でも後篩骨洞だけは開口する場所が違うことに注意．

❖ 必ず覚えよう

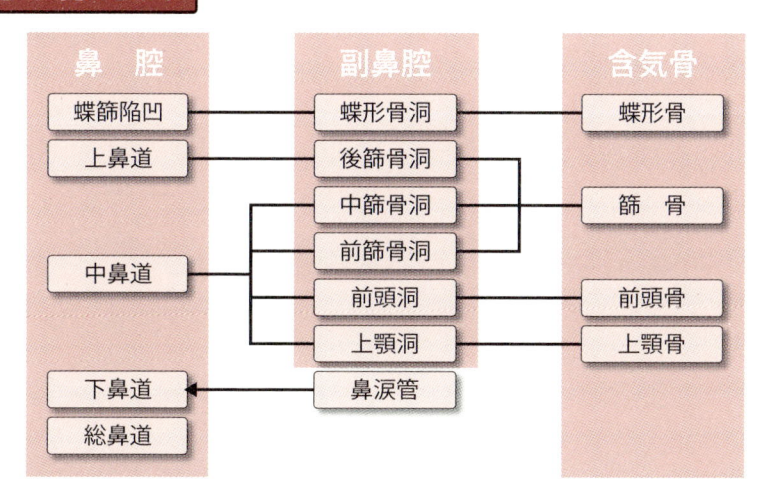

鼻　腔	副鼻腔	含気骨
蝶篩陥凹	蝶形骨洞	蝶形骨
上鼻道	後篩骨洞	篩　骨
中鼻道	中篩骨洞	
	前篩骨洞	
	前頭洞	前頭骨
	上顎洞	上顎骨
下鼻道 ← 鼻涙管		
総鼻道		

❖ 関連する項目

- 鼻粘膜嗅部は鼻腔上部にある．
- 嗅神経は篩骨篩板を貫く．
- 嗅覚は嗅神経がつかさどる．
- 鼻腔の知覚は三叉神経がつかさどる．　参照テーマ30

✋第14回
副鼻腔とその開口部で正しい組合せはどれか
1．前頭洞——中鼻道
2．上顎洞——上鼻道
3．篩骨洞——下鼻道
4．蝶形骨洞——中鼻道
〈答え：1〉

✍第18回
下鼻道に開口するのはどれか
1．耳管
2．上顎洞
3．蝶形骨洞
4．鼻涙管
〈答え：4〉

⑪ 喉頭軟骨の特徴

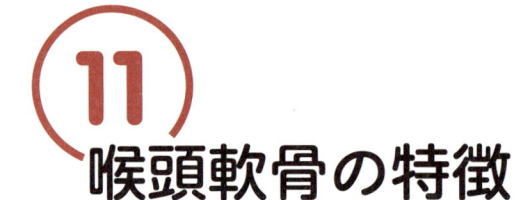

> ✏ : 42.9%
> ✋ : 14.3%
> ◎ : 42.9%

● 過去の出題傾向

甲状軟骨は喉頭隆起を形成する？	✏ 1回	✋ 1回	◎ 1回
披裂軟骨は喉頭軟骨で対をなす？	✏ 2回	✋ 0回	◎ 2回

　喉頭蓋軟骨は無対の弾性軟骨で，誤飲防止に役立つ．甲状軟骨は無対の硝子軟骨で，喉頭隆起（のど仏）を形成し，声帯靱帯の付着部である．披裂軟骨は有対の硝子軟骨で，声帯靱帯を動かし発声に関与する．輪状軟骨は無対の硝子軟骨で，食道の生理的狭窄部の原因である．喉頭は第4頸椎から第6頸椎の高さで食道の前にある．粘膜上皮は多列線毛上皮で覆われる．喉頭の支配神経は迷走神経で上喉頭神経や下喉頭神経となり喉頭部を支配するが，喉頭下方の声門を動かす筋を支配する下喉頭神経は迷走神経の枝である反回神経から来る．特に左の反回神経は大動脈弓をくぐって走行する．また声帯靱帯（声帯筋）は甲状軟骨と披裂軟骨の間に張る．声帯ヒダの上方には室（前庭）ヒダがある．年齢が上がるにつれ喉頭の位置が下がる．喉頭軟骨は人により数が違う場合があるため，国家試験ではほとんどの人で見られる4つの軟骨について出題される．切り口としては①軟骨の種類，②有対か無対か，③各軟骨の特徴である．

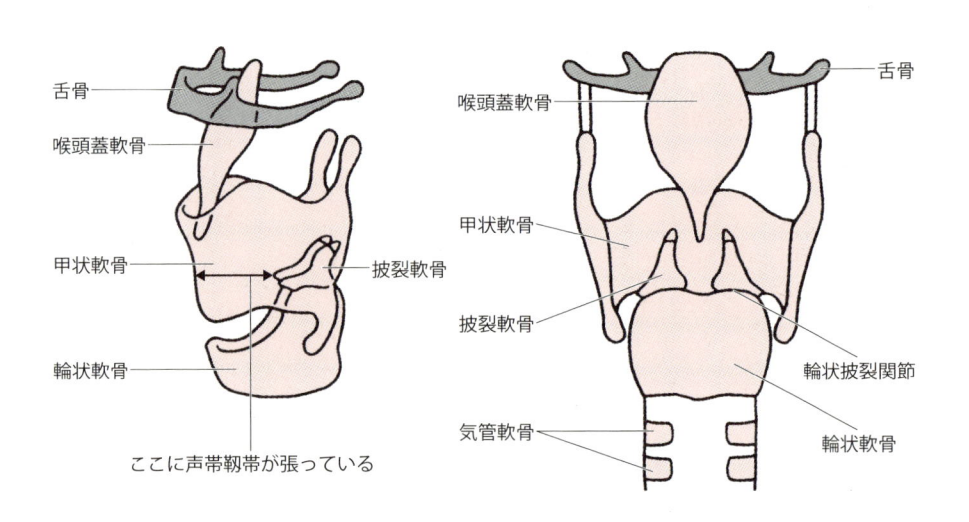

側面から見た喉頭
（舌骨，喉頭蓋軟骨，甲状軟骨，披裂軟骨，輪状軟骨，ここに声帯靱帯が張っている）

後面から見た喉頭
（喉頭蓋軟骨，舌骨，甲状軟骨，披裂軟骨，気管軟骨，輪状披裂関節，輪状軟骨）

第 **2** 章　消化器・呼吸器

♣学習のポイント

重要な喉頭の軟骨は4種類である（ほとんどの人で存在するため）．
出題の切り口としては①軟骨の種類，②有対か無対か，③各軟骨の特徴である．
それぞれの軟骨の特徴を確認しよう．

♣必ず覚えよう

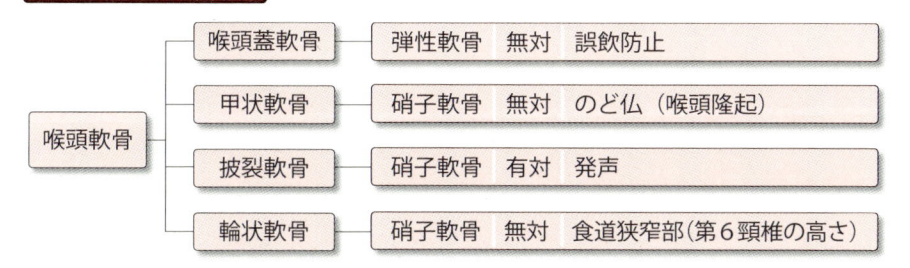

喉頭軟骨
- 喉頭蓋軟骨 ─ 弾性軟骨　無対　誤飲防止
- 甲状軟骨 ─ 硝子軟骨　無対　のど仏（喉頭隆起）
- 披裂軟骨 ─ 硝子軟骨　有対　発声
- 輪状軟骨 ─ 硝子軟骨　無対　食道狭窄部（第6頸椎の高さ）

♣関連する項目

- 喉頭蓋は咽頭と喉頭とを隔てている．
- 喉頭蓋（軟骨）は嚥下の際，後ろに倒れる．
- 甲状軟骨は輪状軟骨と関節する．
- 披裂軟骨は声門裂の幅を変える運動にかかわる．
- 喉頭の位置は第4頸椎〜第6頸椎の高さで食道の前である．
- 喉頭は多列線毛円柱上皮で覆われる．　　　参照テーマ 01
- 発声は反回神経（迷走神経の枝）で支配される．　参照テーマ 32
- 声帯靭帯は甲状軟骨と披裂軟骨の間に張る．
- 声門＝声帯ヒダ（声帯靭帯＋声帯筋[横紋筋]）＋声門裂．

第11回
喉頭を構成する軟骨で対をなすのはどれか
1．甲状軟骨
2．披裂軟骨
3．喉頭蓋軟骨
4．輪状軟骨

〈答え：2〉

第6回
喉頭隆起を形成する軟骨はどれか
1．甲状軟骨
2．披裂軟骨
3．輪状軟骨
4．喉頭蓋軟骨

〈答え：1〉

⑫ 気管支の左右差

◯ : 0.0%
✋ : 25.0%
◉ : 75.0%

過去の出題傾向

右気管支は左気管支に比べ太くて短い？	◯ 0回	✋ 0回	◉ 4回
右気管支は左気管支よりも垂直に近い？	◯ 0回	✋ 2回	◉ 2回

　気管支は第5胸椎の高さで気管から分岐する．粘膜上皮は多列線毛円柱上皮である．気管支軟骨は後方に開くU字型をした硬い硝子軟骨で，気管支軟骨それぞれは上下を輪状靭帯でつながれる．後面には気管と同じ膜性壁（部）を持ち，内輪外縦の平滑筋がみられる．気管支全体は外膜で包まれる．支配神経は自律神経で交感神経により気道が拡張し，副交感神経により収縮する．栄養血管は主に気管支動脈（臓側枝）で，戻りの気管支静脈が奇静脈系（壁側枝）に注ぐ特徴がある．国家試験対策で押さえるべき特徴は，気管支の左右差，気管支軟骨，膜性壁で，右気管支を中心に覚える．臨床的には，誤飲した際，異物が右気管支に入りやすい．

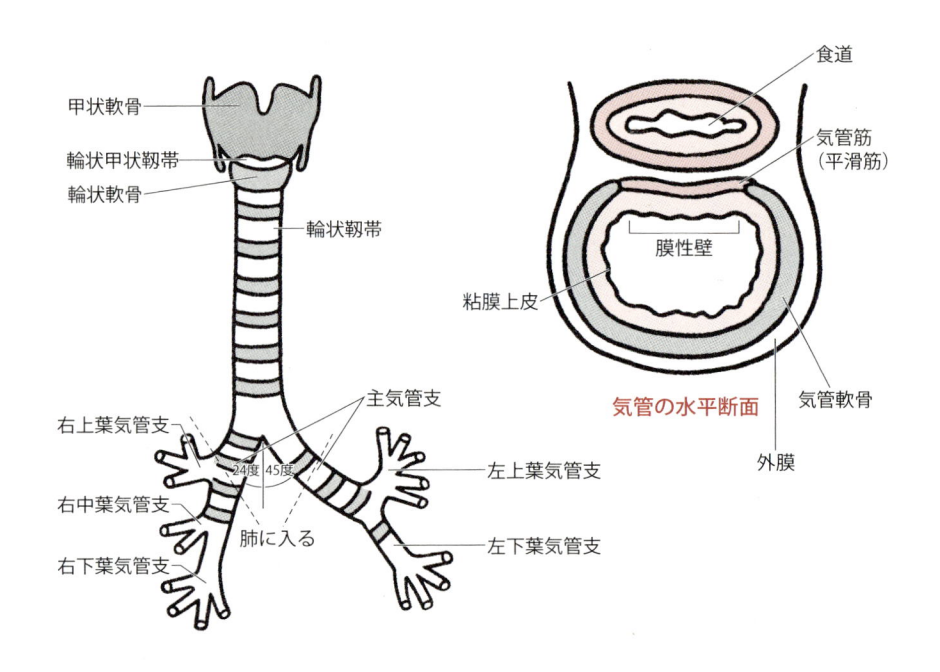

気管支

気管の水平断面

28

第2章 消化器・呼吸器

✤学習のポイント

左右の気管支の差は心臓が縦隔で左方に偏在しているためである．
左右の気管支を比較して理解しよう．
気管支の分岐は肺葉の数に対応している．

✤必ず覚えよう

	直径	長さ	気管に対する角度	葉気管支
右気管支	太い	短い	約24度	①上葉気管支　②中葉気管支 ③下葉気管支
左気管支	細い	長い	約45度	①上葉気管支　②下葉気管支

【覚え方】右は富士山（24度3枝），左は横浜に（45度2枝）

✤関連する項目

- 吸入された異物は右気管支に入りやすい．
- 気管支粘膜は多列線毛上皮で覆われる．
- 気管支軟骨は硝子軟骨でU字形をしている．
- 輪状靭帯が気管支軟骨をつなぐ．
- 膜性壁（部）の筋層は内輪外縦の平滑筋である．

👆 第8回
左右の主気管支について正しい記述はどれか
1．右側の傾斜は垂直に近い
2．右側は2本の葉気管支に分かれる
3．左側の方が短い
4．左側の方が太い

〈答え：1〉

◎ 第16回
正しいのはどれか
1．右気管支は左気管支よりも太く傾斜度が小さい
2．右気管支は左気管支よりも太く傾斜度が大きい
3．右気管支は左気管支よりも細く傾斜度が小さい
4．右気管支は左気管支よりも細く傾斜度が大きい

〈答え：1〉

第2章 補講

外・中・内の3つの部位で臓器の特徴をつかもう！

実質性臓器は被膜、皮質、髄質（被膜、中隔、葉）で、中腔性臓器は粘膜、筋層、外膜で、それぞれの特徴を覚えよう。余裕があれば、臓器の特徴とは逆に共通の特徴も覚えてみよう。また、臓器が空間の中にあるのか、組織に埋もれているのかで臓器を覆う組織が変わります。臓器の位置も要チェック！

消化器系まとめ

部　位		上皮組織	筋　層	膜
口腔		重層扁平上皮	横紋筋	—
咽頭		重層扁平上皮	内縦外輪（横紋筋）（不随意）	外膜
食道		重層扁平上皮	内輪外縦（不随意） 上：横紋筋 中：混合 下：平滑筋	外膜（C6-Th10） 漿膜（Th10-11）
胃		単層円柱上皮	内斜中輪外縦	漿膜
小腸	十二指腸 空腸 回腸	単層円柱上皮	内輪外縦	外膜 漿膜 漿膜
大腸	盲腸 上行結腸 横行結腸 下行結腸 S状結腸 直腸（上部）	単層円柱上皮	内輪のみ（外縦は結腸ヒモになっている）	漿膜／外膜 外膜 漿膜 外膜 漿膜 漿膜
	直腸（下部） 肛門	重層扁平上皮	内輪外縦	外膜

【過去の国家試験でのポイント】

● 口腔
- 咽頭腔は口蓋によって口腔から隔てられる．
- 口蓋扁桃は左右に分かれている．
- 口腔粘膜上皮は重層扁平上皮である．
- 唇紅は口唇の皮膚と粘膜との間を言う．
- 鼻腔は口蓋によって口腔から隔てられる．

> 覚えているか
> チェックして
> みよう！

- ●唾液腺
  - 舌下腺は外分泌腺である．
  - 顎下腺は顎下三角部に存在する．
  - 耳下腺管は口腔前庭に開口する．
  - 舌下腺管は口腔底に開口する．
  - 耳下腺は顔面神経に貫かれる．

- ●歯
  - エナメル質は歯の組織で最も硬い．
  - セメント質は歯根の表面を構成している．
  - セメント質は歯根膜と接する．
  - セメント質は歯槽骨と結合する．
  - 歯は主にカルシウムでつくられている．
  - 小臼歯は全部で8本（永久歯）ある．
  - 小臼歯は乳臼歯に代わって生える．
  - 切歯は全部で8本（永久歯）ある．
  - 大臼歯は全部で12本（永久歯）ある．

- ●舌
  - 糸状乳頭には味蕾が存在しない．
  - 糸状乳頭の上皮は角化する．
  - 舌には味蕾がある．
  - 舌筋の一部は下顎骨から起こる．
  - 舌根は咽頭の前壁の一部である．
  - 舌扁桃は分界溝より後方にある．
  - 茸状乳頭には味蕾が存在する．
  - 有郭乳頭にも味蕾が存在する．
  - 有郭乳頭は舌の分界溝の前に一列に並ぶ．
  - 葉状乳頭には味蕾が存在する．

- ●咽頭
  - 咽頭は後鼻孔で鼻腔とつながる．
  - 咽頭は脊柱の直前に位置する．
  - 咽頭扁桃は咽頭上部にある．
  - 咽頭扁桃は左右に分かれていない．
  - 鼓室は耳管を介して咽頭腔と交通する．
  - 耳管扁桃は左右に分かれている．
  - 舌扁桃は分界溝より後方にある．
  - 耳管は咽頭鼻部に開く．

- **食道**
  - 食道は気管の後ろを下る．
  - 食道は（後）縦隔に存在する．
  - 食道上部の筋層は横紋筋からなる．
  - 食道上部は気管の後方に位置する．
  - 粘膜上皮は重層扁平上皮である．

- **胃**
  - 胃の筋層は3層である．
  - 胃の出口には幽門括約筋がある．
  - 胃の大弯には大網がついている．
  - 胃は間膜を持つ．
  - 胃は腹腔動脈によって栄養される．
  - 胃は腹膜で覆われる．
  - 胃体の上方への膨隆部を胃底という．
  - 胃には小弯がある．
  - 角切痕は小弯の一部にみられる．
  - 胃には噴門腺がある．
  - 胃の幽門括約筋は平滑筋からなる．
  - 壁細胞（傍細胞）は塩酸を分泌する．
  - 食道から胃への入口を噴門と呼ぶ．

- **小腸**
  - 胃の幽門に続く消化管である．
  - 回腸は腸間膜を有する．
  - 回腸と盲腸との間には回盲弁がある．
  - 空腸と回腸は長く十二指腸は短い．
  - 空腸には輪状ヒダが発達する．
  - 空腸は腸間膜をもつ．
  - 集合リンパ小節（パイエル板）は回腸下部に多い．
  - 十二指腸，空腸および回腸に区分される．
  - 十二指腸は右腎臓に接する．
  - 十二指腸は腸間膜を有しない．
  - 十二指腸は腹膜後器官である．
  - 十二指腸は膵頭部をC字状に囲む（接する）．
  - 十二指腸（下行部）に総胆管が開く．
  - 十二指腸上行部と空腸との間には十二指腸提索がある．
  - 小腸壁の筋は平滑筋である．
  - 腸腺は絨毛の根元に開口する．
  - 腸絨毛は小腸にみられる．
  - 2層の筋層からなる．
  - 輪状ヒダは小腸にあって大腸にない．

- 膵管と総胆管は大十二指腸乳頭に開口する．
- 門脈が十二指腸の後面を通過する．
- オッディ括約筋は大十二指腸乳頭にある．

● **大腸**
- Ｓ状結腸には腸間膜がある．
- 横行結腸は間膜を持つ．
- 大腸の順番：盲腸→上行結腸→横行結腸→下行結腸→Ｓ状結腸→直腸．
- 結腸には結腸ヒモがある．
- 結腸には腹膜垂がある．
- 上行結腸は右の腎臓に隣接する臓器．
- 上行結腸は間膜を持たない．
- 男性では膀胱の後方に直腸がある．
- 虫垂はリンパ小節が多い．
- 大腸に腸絨毛はみられない．
- 直腸は間膜を持たない．
- 直腸から前立腺を触知できる．
- 直腸肛門部には静脈叢が多い．
- 大腸には半月ヒダがある．
- 盲腸は結腸ヒモがみられる．
- 回腸と盲腸との間には回盲弁がある．
- 横行結腸には大網が付着する．
- 虫垂は盲腸から突出する．
- 結腸曲は左が右よりも高い．

● **肝臓・胆のう**
- グリソン鞘には動脈・静脈・胆管の三つ組が見られる．
- 右葉は肝臓の葉で最も大きい．
- 横隔面（上面）は横隔膜を介して心臓に接する．
- 肝鎌状間膜で右葉と左葉とに分けられる．
- 肝管は肝門を通る．
- 肝管は胆汁の流れが一方向である．
- 肝静脈は下大静脈に直接注ぐ．
- 肝臓は腹腔内にある．
- 肝門を門脈が通る．
- 肝臓の後面は下大静脈に接する．
- 肝臓はクッパー細胞，星状細胞が存在する器官である．
- 肝臓は間膜を持つ．
- 固有肝動脈は肝門を通る．
- 肝臓の左葉の臓側面（下面）には胃が接する．
- 小葉間胆管は胆汁の流れが一方向である．
- 総胆管は胆汁の流れが一方向である．

- 総胆管は胆汁の流路で十二指腸に開口する．
- 胆汁の流路で総肝管と胆嚢管とが合流して総胆管となる．
- 胆嚢管は胆汁の流れが双方向である．
- 洞様毛細血管（類洞）は中心静脈へ注ぐ．

● 膵臓
- 外分泌部では消化酵素を分泌する．
- 脾動脈の枝が分布する．
- 膵管は十二指腸に開口する．
- 膵頭部は十二指腸に接する．
- 膵管は膵臓の中を通る．
- 膵臓は腹膜後器官である．
- 膵臓を通った血液は肝臓に注ぐ．
- 膵島はホルモンを分泌する．

● 呼吸器複合
- 呼吸器の順番：鼻腔→咽頭→喉頭→気管→（主）気管支→細気管支→肺胞管→肺胞．

● 鼻腔・副鼻腔
- 咽頭は後鼻孔で鼻腔とつながる．
- 上顎骨は副鼻腔の形成に関与する．
- 上顎洞は最も大きい副鼻腔である．
- 上顎洞は中鼻道に開口する．
- 前頭洞（前額洞）は中鼻道に開口する．
- 前篩骨洞は中鼻道に開口する．
- 蝶形骨は副鼻腔を有する．
- 蝶形骨洞は蝶篩陥凹に開口する．
- 鼻腔は口蓋によって口腔から隔てられる．
- 鼻中隔の両面は鼻粘膜に覆われる．
- 鼻粘膜嗅部は鼻腔上部にある．
- 鼻涙管は下鼻道に開口する．
- 副鼻腔は鼻道と交通する．
- 嗅神経は篩骨篩板を貫く．
- 嗅粘膜は上鼻道にある．
- 篩骨は副鼻腔を有する．

● 喉頭
- 喉頭には甲状軟骨がある．
- 喉頭蓋は咽頭と喉頭とを境する．
- 喉頭蓋軟骨は弾性軟骨である．
- 喉頭蓋軟骨は嚥下の際，後ろに倒れる．
- 甲状軟骨は喉頭隆起を形成している．

第 2 章　消化器・呼吸器

- 甲状軟骨は輪状軟骨と関節する．
- 甲状軟骨と披裂軟骨との間に声帯ヒダが張る．
- 左右の声帯の間を声帯裂という．
- 声帯と声帯裂とを合せて声門という．
- 声帯筋は迷走神経により支配される．
- 披裂軟骨には声帯筋が付着する．
- 披裂軟骨は喉頭軟骨で対をなす．
- 披裂軟骨は声門裂の幅を変える運動に関わる．

● 気管・気管支
- 右気管支は左気管支に比べ太くて短い．
- 右気管支は左気管支よりも垂直に近い．
- 吸入された異物は右気管支に入りやすい．
- 気管の後壁には軟骨がみられない．
- 気管の前方を大動脈弓が横切る．
- 気管の内面は粘膜で覆われる．
- 気管は喉頭の下方に続く．
- 気管支動脈は体循環系（大循環系）の血管である．
- 気管軟骨は馬蹄形をしている．
- 気管軟骨は輪状靱帯で連結している．
- 気管膜性部（後方）は食道に接する．

● 肺・縦隔
- ガス交換は肺胞壁において行われる．
- 右肺は通常 3 葉に分かれる．
- 右肺は上大静脈に接する．
- 左肺は 2 葉に分かれる
- 横隔胸膜は壁側胸膜である．
- 外腹斜筋は強制呼気で働く筋である．
- 気管は縦隔内に存在する．
- 気管支，気管支動脈，肺動脈，肺静脈は肺門を通る．
- 胸管は肺門を通らない．
- 気管支動脈は肺の栄養血管である．
- 胸膜腔は陰圧である．
- 細気管支には軟骨がある．
- 縦隔の下面は横隔膜である．
- 縦隔は肺，胸骨，脊柱および横隔膜に囲まれた部位である．
- 縦隔胸膜は壁側胸膜である．
- 食道は縦隔内に存在する．
- 心圧痕は両肺にある．
- 心臓は縦隔内に存在する．
- 水平裂は右肺にあって左肺にない．

- 大動脈弓は縦隔に存在する．
- 肺の栄養動脈は気管支動脈である．
- 肺の表面は（臓側）胸膜で覆われる．
- 肺は縦隔に存在しない．
- 肺尖は鎖骨の上方にまで達している．
- 肺底は横隔膜の上にのっている．
- 肺動脈は機能血管である．
- 肺表面は臓側胸膜で覆われる．
- 肺門は縦隔に面する．
- 肋骨胸膜は壁側胸膜である．

第3章
泌尿器・生殖器・内分泌

- テーマ13　ネフロン
- テーマ14　精巣
- テーマ15　精管
- テーマ16　卵巣
- テーマ17　卵管
- テーマ18　甲状腺
- テーマ19　副腎

13 ネフロン

⊘ : 42.1%
✋ : 26.3%
◉ : 31.6%

過去の出題傾向

腎小体は糸球体とボウマン嚢からなる？	⊘ 2回	✋ 1回	◉ 1回
糸球体に出入りする血管は動脈か？	⊘ 1回	✋ 1回	◉ 1回
腎小体は尿細管とあわせてネフロンと呼ぶ？	⊘ 2回	✋ 0回	◉ 1回
腎臓の皮質には腎小体が分布する？	⊘ 3回	✋ 3回	◉ 3回

　ネフロンは腎単位ともいい，腎臓の機能的最小単位で腎小体（マルピギー小体）と尿細管からなる．腎小体は糸球体とボウマン嚢（ボーマン嚢），尿細管は近位尿細管とヘンレのワナ（係蹄），遠位尿細管で構成される．腎小体の多くは腎臓の皮質に存在し，糸球体を出入りする輸入細動脈と輸出細動脈が見られる．原尿を濾過する濾過膜は糸球体の内皮および基底膜，ボウマン嚢の足細胞からなる．また，輸入細動脈の傍糸球体細胞と，遠位尿細管の緻密斑を合わせて傍糸球体装置といい，互いに情報をやり取りしながら糸球体での濾過量を調節している．国家試験では糸球体で濾過された尿の流れを理解することが重要である〔糸球体→ボウマン嚢→近位尿細管→ヘンレのワナ→遠位尿細管→集合管→（腎乳頭）→小腎杯→大腎杯→腎盤（腎盂）→尿管→膀胱→尿道〕．

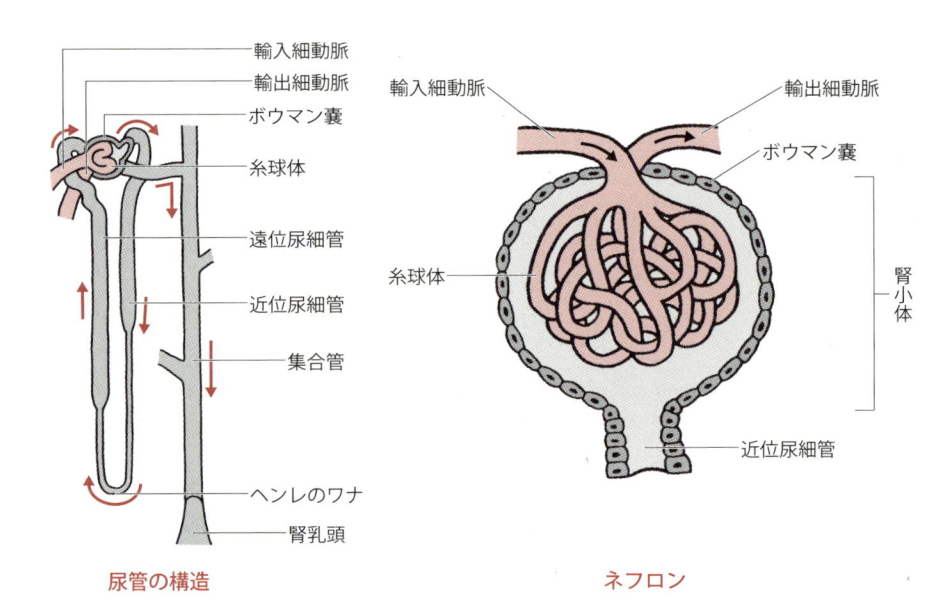

尿管の構造

ネフロン

第 3 章　泌尿器・生殖器・内分泌

♣ 学習のポイント

腎小体で尿が生成され，尿細管で運ばれる順番を確認しよう．
ネフロンの各部が腎臓のどこに存在するのかイメージしよう．
ネフロンに集合管は含まれないことに注意．

♣ 必ず覚えよう

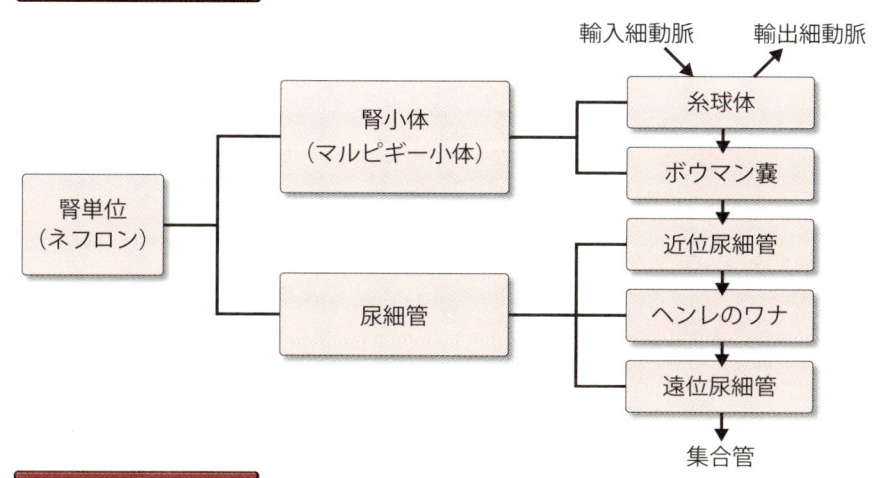

```
                                    輸入細動脈  輸出細動脈
                                         ↓       ↑
                      ┌─腎小体──────┬─糸球体
                      │ （マルピギー小体） └─ボウマン嚢
腎単位（ネフロン）─┤
                      │                  ┌─近位尿細管
                      └─尿細管──────┼─ヘンレのワナ
                                         └─遠位尿細管
                                              ↓
                                            集合管
```

♣ 関連する項目

- ボウマン嚢は糸球体を包んでいる．
- 糸球体は毛細血管で形成される．
- 緻密斑は遠位尿細管でみられる．
- ヘンレのワナは腎臓の髄質に存在する．
- 近位尿細管は腎小体（マルピギー小体）に続く．

- ボウマン嚢には足細胞がある．
- 傍糸球体装置とは，輸入細動脈の傍糸球体細胞と遠位尿細管の緻密斑で，情報をやりとりしている．

🖊 第9回
腎小体について誤っている記述はどれか
1．腎臓の皮質に存在する
2．糸球体に出入りする血管は動脈である
3．腎小体の一端から尿管が続く
4．ネフロンを構成する

〈答え：3〉

✋ 第17回
腎臓について誤っている記述はどれか
1．右腎臓は十二指腸に接する
2．腎小体は皮質に存在する
3．腹膜後器官である
4．集合管はネフロンの一部である

〈答え：4〉

14 精巣

⟨//⟩ : 33.3%
⟨✋⟩ : 33.3%
⟨◎⟩ : 33.3%

● 過去の出題傾向

ライディッヒ細胞（間細胞）は男性ホルモンを分泌する？	//1回	✋1回	◎1回
曲精細管は精子を産生する？	//1回	✋1回	◎1回

　精巣は男性の陰嚢の中に存在する有対性の器官で，胎生7～8カ月で腹部から陰嚢内へ下降する（精巣下降）．精巣は精巣白膜で覆われ，精巣上体と共に内側から順に精巣鞘膜（漿膜），内精筋膜，精巣挙筋膜，外精筋膜で包まれる．内精筋膜は腹横筋，精巣挙筋膜は内腹斜筋，外精筋膜は外腹斜筋のそれぞれ続きで横紋筋からなる．精巣内で中隔に区切られた小葉には，曲精細管があり精上皮が内腔を覆う．精上皮はセルトリ細胞に支持され精子を形成する．精上皮は精祖細胞→精母細胞→精娘細胞→精子細胞→精子となる．また精細管外にあるライディッヒ細胞は，間（質）細胞とも呼ばれ男性ホルモンを分泌する．曲精細管から続く精子を輸送する直精細管には精子を作る能力はない．精巣から運び出された精子は，精巣上体の中にある精巣上体管で一旦蓄えられるが，この場所が男性生殖器で唯一の精子を蓄える場所となる．国家試験ではセルトリ細胞やライディッヒ細胞が問われることが多く，場所と働きを覚えることが大切．また精子が精巣のどこで産生されるか，どこで蓄えられるかもしっかり覚えよう．

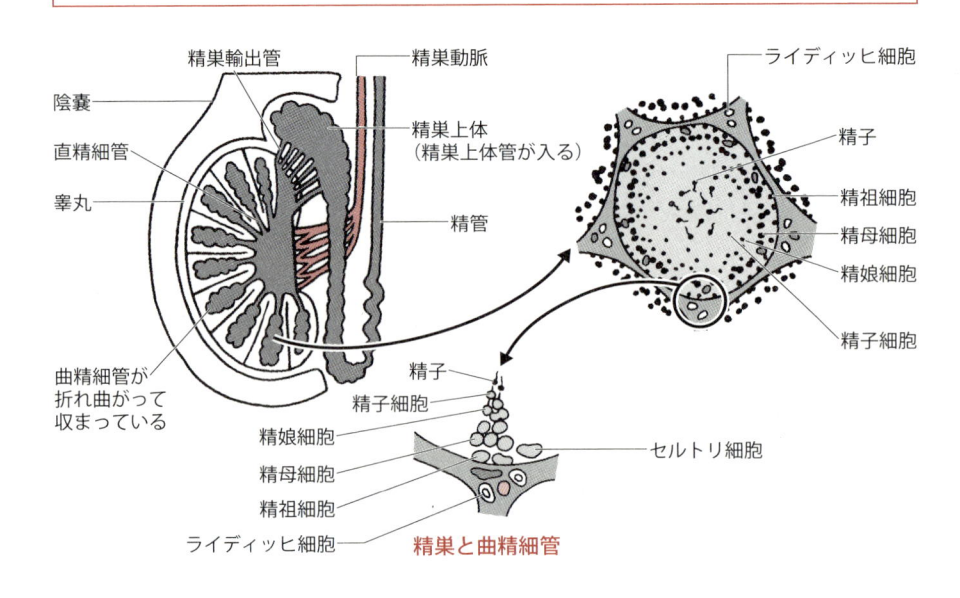

精巣と曲精細管

第3章 泌尿器・生殖器・内分泌

✤学習のポイント

精子は曲精細管で作られることを確認しよう（直精細管では精子を作らない）．
ライディッヒ細胞とセルトリ細胞を対比させて理解しよう．

✤必ず覚えよう

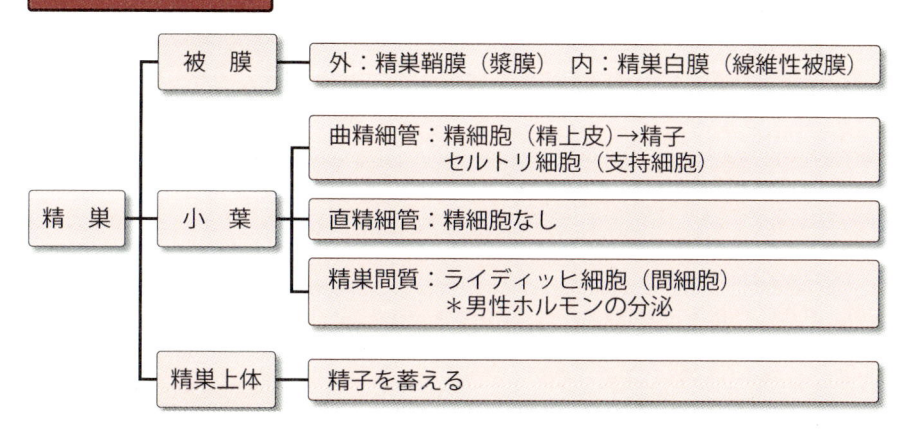

```
              ┌ 被　膜 ── 外：精巣鞘膜（漿膜）　内：精巣白膜（線維性被膜）
              │
              │          ┌ 曲精細管：精細胞（精上皮）→精子
              │          │　　　　　セルトリ細胞（支持細胞）
  精　巣 ─────┤ 小　葉 ──┤ 直精細管：精細胞なし
              │          │
              │          └ 精巣間質：ライディッヒ細胞（間細胞）
              │                      ＊男性ホルモンの分泌
              │
              └ 精巣上体 ── 精子を蓄える
```

✤関連する項目

- 陰囊の正中部には縫線がみられる．
- 精巣は陰囊の中にある．
- 精巣は下垂体ホルモンの影響を直接受ける．
- 間細胞は精巣の精細管の外に存在する．
- 曲精細管の精上皮は精子を産生する．
- 精巣は後腹壁で形成され陰囊中へ下降する．（精巣下降）
- 精巣上体管は精管へ続く．　参照テーマ15
- 精巣上体は精巣に続く．
- 精巣は有対である．
- 腹大動脈からの精巣動脈で栄養され，つる状静脈叢は精巣静脈となる．　参照テーマ21

◯ 第8回
精子を産生する部位はどれか
1．曲精細管
2．精巣網
3．精巣上体
4．精管

〈答え：1〉

◎ 第15回
男性ホルモンを分泌するのはどれか
1．ライディッヒ細胞（間細胞）
2．セルトリ細胞
3．精祖細胞
4．精子細胞

〈答え：1〉

⑮ 精管

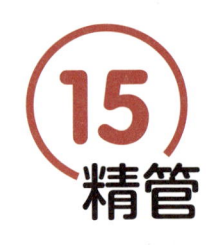

◎ : 33.3%
✋ : 22.2%
◉ : 44.4%

● 過去の出題傾向

精管は鼠径管を通る？	◎ 2回	✋ 0回	◉ 1回
尿道の前立腺部に射精管が開口する？	◎ 0回	✋ 1回	◉ 2回
前立腺は尿道が貫通する？	◎ 1回	✋ 1回	◉ 1回

　精管は精巣上体管（参照テーマ14）から射精管となるまでの精子を輸送する有対の管である．精管は腹腔に入る際，精索に覆われ浅鼠径輪→鼠径管→深鼠径輪を通る．腹腔内に入り膀胱後面で精管膨大部を形成し，精嚢と合流した後，射精管となる．その後，射精管は前立腺を後面から貫き，尿道後面の精丘に左右個別に開口する．精管の内腔は多列線毛円柱上皮で覆われるが，その線毛は不動毛である．筋層は内縦・中輪・外縦の平滑筋で，射精にはこれら平滑筋が交感神経により収縮される．また精嚢や前立腺，尿道球腺は精液をつくる付属腺である．国家試験では精管の走行がよく問われ，精索で一緒に包まれるものも重要である．精索に包まれる代表的なものに，つる状静脈叢，精巣動脈，精巣挙筋で，なかでも精巣挙筋は内腹斜筋の続きで横紋筋という特徴を持つ．

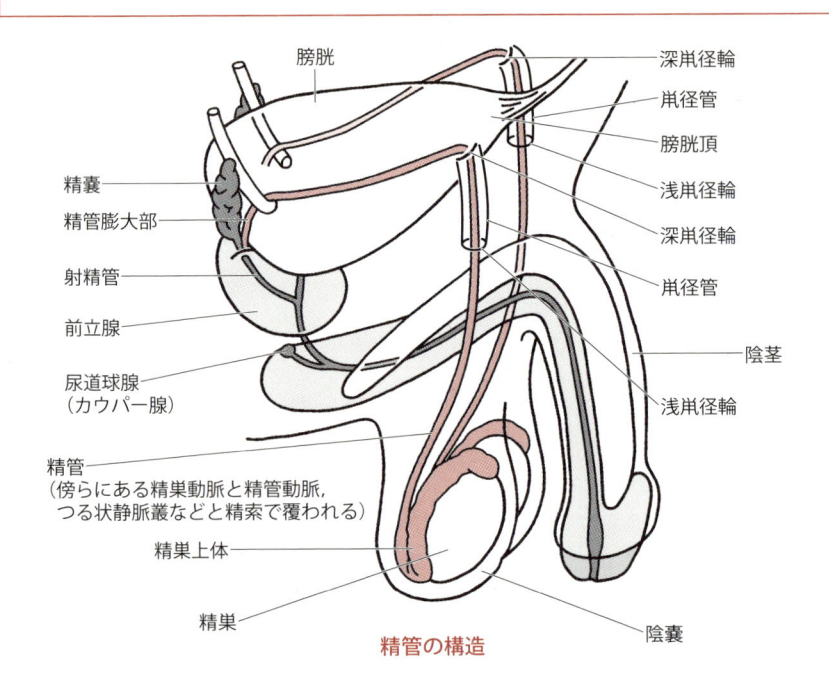

精管の構造

第 3 章　泌尿器・生殖器・内分泌

❖ 学習のポイント

鼠径管を通る際，一緒に精索に包まれるものを確認しよう．
前立腺は尿道と射精管に貫かれるイメージをもとう．
精管膨大部は精子を蓄えないことに注意しよう．

❖ 必ず覚えよう

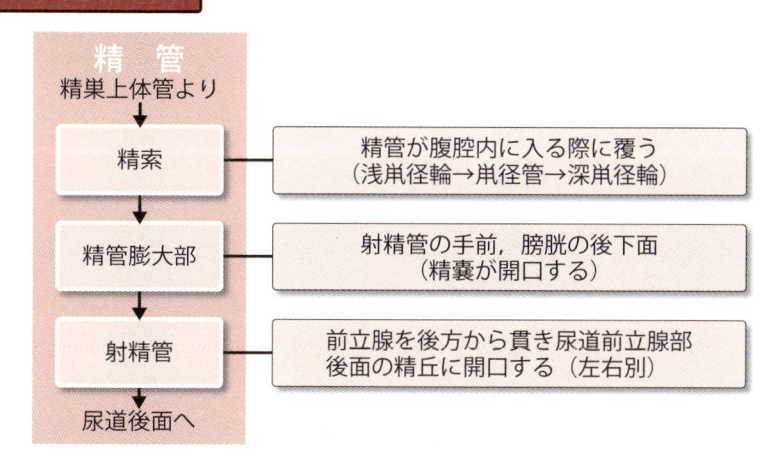

精　管
精巣上体管より

↓

| 精索 | → | 精管が腹腔内に入る際に覆う（浅鼠径輪→鼠径管→深鼠径輪） |

↓

| 精管膨大部 | → | 射精管の手前，膀胱の後下面（精嚢が開口する） |

↓

| 射精管 | → | 前立腺を後方から貫き尿道前立腺部後面の精丘に開口する（左右別） |

↓

尿道後面へ

❖ 関連する項目

- 精索は鼠径靭帯の上を通る．　参照テーマ43
- 精管は鼠径管を通るとき精索に覆われる．
- 射精管は尿道に開口する．
- 精管の上皮組織は多列線毛円柱上皮だが不動毛である．
- 精管の筋層は内縦中輪外縦（平滑筋）である．
- 精管は外膜で覆われる．

---

⑦ 第7回
鼠径管を通らないのはどれか
1．精管
2．精巣挙筋
3．卵管
4．子宮円索

〈答え：3〉

◎ 第7回
射精管が開口する尿道の部位はどれか
1．壁内部
2．前立腺部
3．隔膜部
4．海綿体部

〈答え：2〉

16 卵巣

◇ : 28.6%
✋ : 57.1%
◎ : 14.3%

● 過去の出題傾向

卵巣は腹膜（間膜）に包まれる？　　◇1回　✋2回　◎1回
卵胞は卵巣の皮質に存在する？　　　◇1回　✋2回　◎0回

　卵巣は腹腔内臓器で，胚上皮（漿膜＝腹膜）や卵巣白膜などに包まれ，卵巣間膜により子宮広間膜の後面につく．卵巣を固定するものに卵巣間膜，卵巣堤索（卵巣外側－骨盤壁），固有卵巣索（卵巣内側－子宮底）があり子宮広間膜の中を通る．卵巣堤索の中を卵巣動・静脈などが通る．卵巣は卵胞がある皮質と，血管が豊富な髄質に分けられる．卵胞は原始卵胞→一次卵胞→二次卵胞→成熟卵胞（グラーフ卵胞）と成熟し，排卵するまで卵子を入れる．卵子は腹腔に排卵される．卵胞は排卵後に黄体となり，妊娠すると妊娠黄体となるが，受精しない場合，白体となる．卵胞からは卵胞ホルモン（エストロゲン），黄体からは黄体ホルモン（プロゲステロン）が分泌される．国家試験では卵巣の位置や固定するもの，グラーフ卵胞や排卵場所などが問われる．

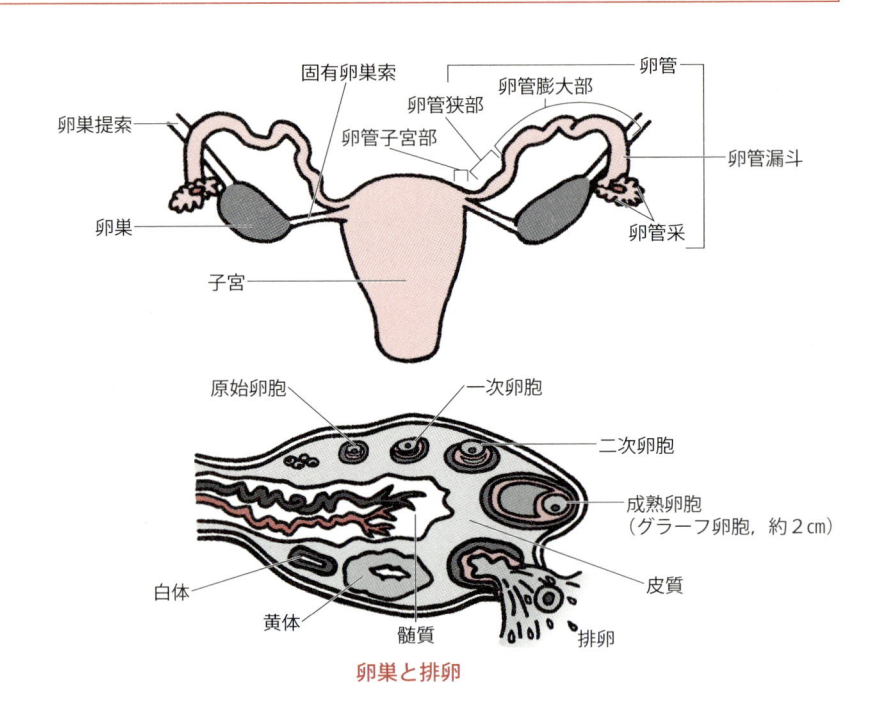

卵巣と排卵

第 3 章　泌尿器・生殖器・内分泌

♣学習のポイント

まず卵巣の位置と固定するものを理解しよう．
卵巣は皮質の特徴が出題されやすいので注意しよう．

♣必ず覚えよう

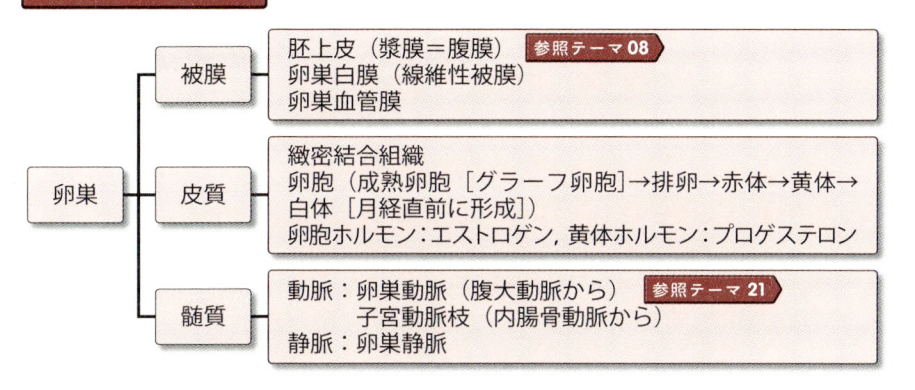

卵巣	被膜	胚上皮（漿膜＝腹膜）　参照テーマ08 卵巣白膜（線維性被膜） 卵巣血管膜
	皮質	緻密結合組織 卵胞（成熟卵胞［グラーフ卵胞］→排卵→赤体→黄体→白体［月経直前に形成］） 卵胞ホルモン：エストロゲン，黄体ホルモン：プロゲステロン
	髄質	動脈：卵巣動脈（腹大動脈から）　参照テーマ21 　　　子宮動脈枝（内腸骨動脈から） 静脈：卵巣静脈

♣関連する項目

- 卵巣は子宮に直接つながっていない．　参照テーマ17
- 子宮の両側に卵巣がある．
- 卵巣は骨盤腔（腹腔内）に位置する．
- 卵巣は実質性臓器である．
- 卵巣は対である．
- 性成熟期では卵巣に発育中の卵胞がみられる．
- 成熟卵胞の径は約2cmに達する．
- 排卵時に腹腔に卵が放出される．
- 卵胞は幼児の卵巣にも存在する．
- 白体は月経直前に形成される．
- 卵巣の固定．
  ①固有卵巣索：卵巣内側－子宮底
  ②卵巣提索：卵巣外側－骨盤壁
  ③卵巣間膜

第13回
卵巣について誤っている記述はどれか
1．腹膜に包まれている
2．中空性臓器である
3．卵胞が存在する
4．女性ホルモンを分泌する
〈答え：2〉

第4回
正しいのはどれか
1．卵巣は中腔性器官である
2．卵巣は皮質と髄質とからなる
3．卵胞は髄質にある
4．卵細胞は黄体内にある
〈答え：2〉

17 卵管

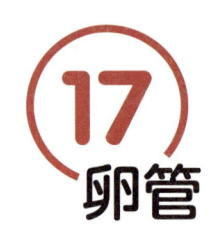

⊘ : 62.5%
✋ : 12.5%
◉ : 25.0%

● 過去の出題傾向

| 卵管の内腔は外側端で腹腔に開く？ | ⊘ 4回 | ✋ 0回 | ◉ 1回 |
| 受精が行われるのは卵管の膨大部か？ | ⊘ 1回 | ✋ 1回 | ◉ 1回 |

　卵管は子宮広間膜の上縁にあり，子宮と腹腔をつなぐ中腔性臓器である．内端は子宮腔に，外端は腹腔に開口し，腹腔に排卵された卵子を子宮に導く．卵管は4部からなり卵巣に接する外端から，卵管采，卵管膨大部，卵管峡部，卵管子宮部である．卵管の粘膜は線毛上皮で線毛運動により卵子を子宮に運ぶ．途中の卵管膨大部で通常受精される．卵管子宮部は子宮壁を貫き，子宮底部に開口する．卵管の筋層は内輪外縦で，外表面を子宮広間膜（漿膜=腹膜）で覆われる．卵管の栄養は子宮側からの子宮動脈と，卵巣側の卵巣動脈の枝から供給される．国家試験では卵管采が腹腔に排卵された卵子を捉えることや，受精する場所が問われやすい．

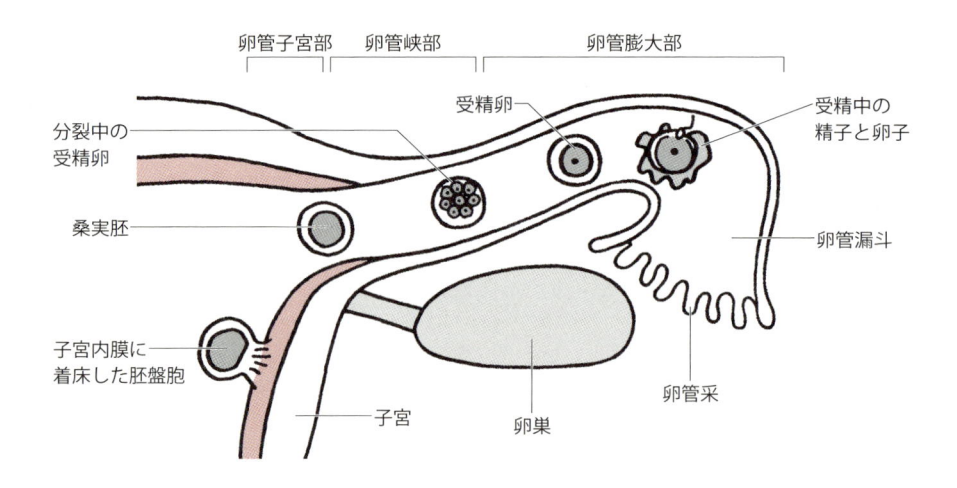

卵管と受精卵

第3章 泌尿器・生殖器・内分泌

✤ 学習のポイント

卵管采は腹腔に排卵された卵子をキャッチする．参照テーマ16
女性の腹腔は卵管，子宮，腟を介し，外界と交通していることを理解しよう．
卵管の位置や粘膜上皮なども重要である．

✤ 必ず覚えよう

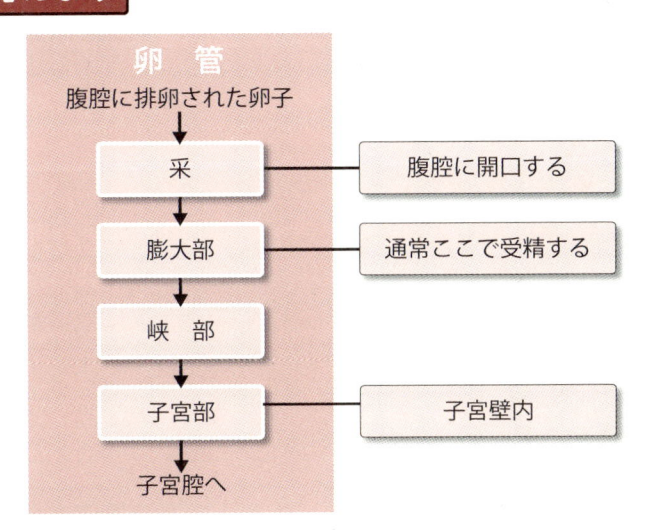

```
           卵  管
       腹腔に排卵された卵子
              ↓
          ┌───────┐       ┌────────────┐
          │  采   │──────│ 腹腔に開口する │
          └───────┘       └────────────┘
              ↓
          ┌───────┐       ┌────────────┐
          │ 膨大部 │──────│通常ここで受精する│
          └───────┘       └────────────┘
              ↓
          ┌───────┐
          │ 峡 部 │
          └───────┘
              ↓
          ┌───────┐       ┌────────────┐
          │ 子宮部 │──────│   子宮壁内   │
          └───────┘       └────────────┘
              ↓
           子宮腔へ
```

✤ 関連する項目

- 子宮底に卵管が開口する．
- 卵管は子宮広間膜の上縁に沿う．
- 卵管は中腔性器官である．
- 卵管上皮は線毛上皮である（線毛運動あり）．
- 卵管の筋層は内輪外縦である．
- 卵管は漿膜（腹膜）で覆われる．

◯ 第11回
卵管について誤っている記述はどれか
1．子宮広間膜の上縁に沿って走る
2．外側端で内腔は腹腔に開く
3．膨大部で受精が行われる
4．上皮は重層扁平上皮である
〈答え：4〉

◎ 第19回
通常の受精部位はどこか
1．卵管采
2．卵管膨大部
3．卵管峡部
4．子宮腔
〈答え：2〉

⑱ 甲状腺

◎ : 55.6%
✋ : 0.0%
◉ : 44.4%

● 過去の出題傾向

傍濾胞細胞はカルシトニンを分泌する？　◎ 1回　✋ 0回　◉ 4回
甲状腺は多数の濾胞で構成される？　◎ 4回　✋ 0回　◉ 0回

　甲状腺は内胚葉由来の内分泌腺で前頸部（気管上部）にある．甲状腺は線維被膜で包まれ，内部には小葉がみられる．甲状腺には構造上の特徴であるコロイドを入れた濾胞細胞があり，周囲には傍濾胞（小胞）細胞がある．濾胞細胞から甲状腺ホルモンのサイロキシンとトリヨードサイロニンが，傍濾胞細胞からカルシトニンがそれぞれ分泌される．甲状腺の働きとして基礎代謝の亢進，発育促進があり，冷暗所で機能が亢進される．また思春期や妊娠で肥大し，老年期には萎縮する．カルシトニン（血中カルシウムを低下させる）に拮抗するパラソルモンが上皮小体から分泌される．甲状腺は迷走神経と交感神経で支配される．甲状腺の栄養は外頸動脈および鎖骨下動脈の枝から二重に供給される．国家試験では甲状腺の特殊な組織構造が重要で，どこからどんなホルモンが分泌されるのかも覚えておく．

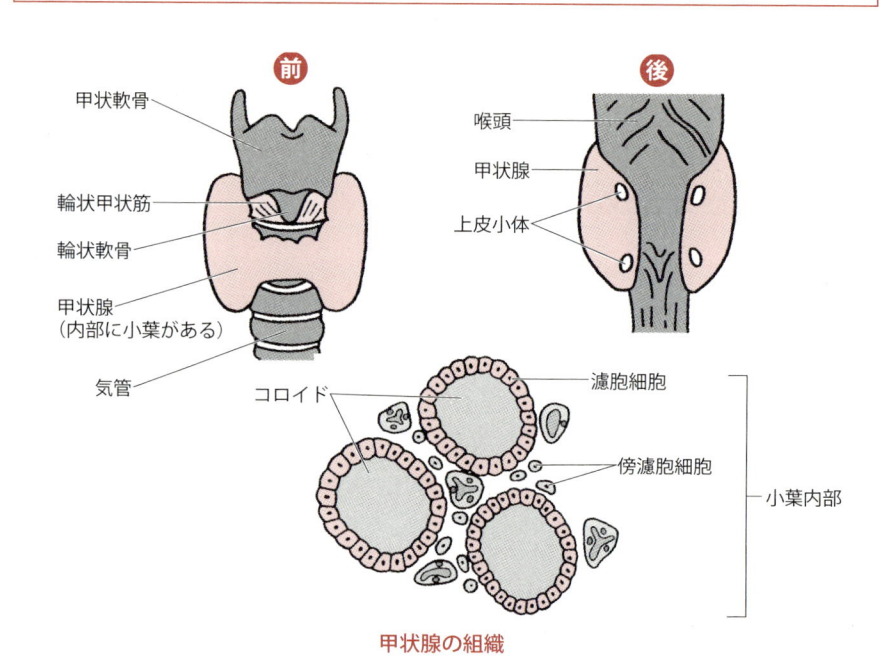

前
- 甲状軟骨
- 輪状甲状筋
- 輪状軟骨
- 甲状腺（内部に小葉がある）
- 気管

後
- 喉頭
- 甲状腺
- 上皮小体

- コロイド
- 濾胞細胞
- 傍濾胞細胞
- 小葉内部

甲状腺の組織

第 3 章　泌尿器・生殖器・内分泌

✤ 学習のポイント

甲状腺は濾胞構造が最大の特徴である．
甲状腺のホルモンの種類と働きを理解しよう．

✤ 必ず覚えよう

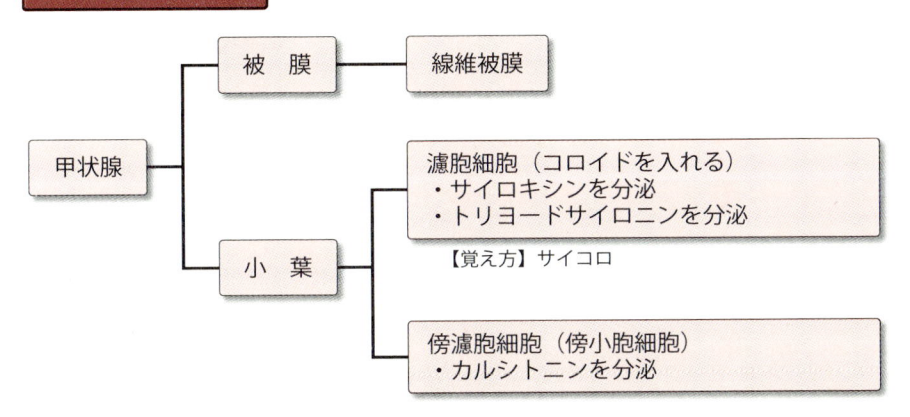

```
                ┌─ 被　膜 ── 線維被膜
甲状腺 ─┤
                │              ┌─ 濾胞細胞（コロイドを入れる）
                │              │　・サイロキシンを分泌
                └─ 小　葉 ─┤　・トリヨードサイロニンを分泌
                               │     【覚え方】サイコロ
                               │
                               └─ 傍濾胞細胞（傍小胞細胞）
                                    ・カルシトニンを分泌
```

✤ 関連する項目

- 甲状腺の後面には上皮小体が付着する．
- 甲状腺は下垂体前葉ホルモンが直接作用する．
- 甲状腺は内分泌腺に属する．
- 甲状腺は思春期，妊娠で肥大し，老人で萎縮する．
- 甲状腺を栄養する血管は，2系統である（外頸動脈と鎖骨下動脈）．

参照テーマ 20

- サイロキシンは基礎代謝亢進，発育促進に働く（寒冷と暗所で亢進）．

◎ 第17回
カルシトニンを分泌するのはどれか
1．下垂体前葉分泌細胞
2．松果体細胞
3．甲状腺傍ろ胞（小胞）細胞
4．膵島B（β）細胞
〈答え：3〉

⊘ 第11回
甲状腺について正しい記述はどれか
1．甲状軟骨の上方に位置する
2．前面に上皮小体がみられる
3．多数の濾胞がある
4．導管を有する
〈答え：3〉

19 副腎

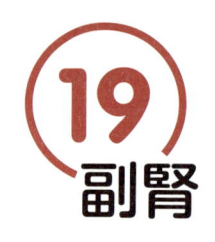

○ : 20.0%
● : 40.0%
◉ : 40.0%

● 過去の出題傾向

副腎とは腎臓上部にある内分泌腺か？	○1回	●2回	◉1回
副腎は皮質と髄質とに分けられる？	○1回	●1回	◉1回
副腎皮質はステロイドホルモンを分泌する？	○0回	●1回	◉2回

　副腎は腎臓の上方にある．副腎は線維被膜に包まれ，その外側の脂肪被膜と腎筋膜（ゲロタ膜）を腎臓と共有している．副腎は皮質と髄質に分けられ，皮質は中胚葉，髄質は外胚葉由来の組織である．皮質は外側から「球状帯」「束状帯」「網状帯」からなり，ステロイドホルモンを産生する．球状帯はアルドステロン，束状帯はコルチゾール，網状帯はアンドロゲンが主に分泌される．髄質はクロム親和〔性〕細胞でアドレナリン細胞（A細胞），ノルアドレナリン細胞（NA細胞）がみられる．髄質には交感神経節前線維が分布する．また栄養血管は，腹大動脈の枝である上副腎動脈（下横隔動脈），中副腎動脈（腹大動脈），下副腎動脈（腎動脈）が分布する．国家試験では副腎の位置と構造，ホルモンと分泌される部位が問われやすい．

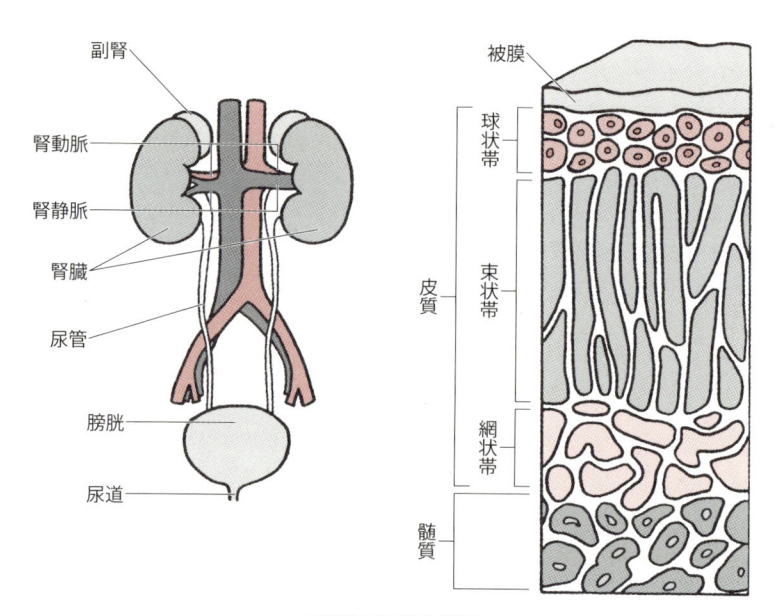

副腎の位置と構造

第 3 章　泌尿器・生殖器・内分泌

❖ 学習のポイント

副腎の被膜，皮質，髄質どれをとっても特徴的で重要である．
副腎髄質は外胚葉由来のため「神経系と関係がある」とイメージしよう． 参照テーマ 02
皮質から分泌されるホルモンと，その部位を対応させて覚えよう．

❖ 必ず覚えよう

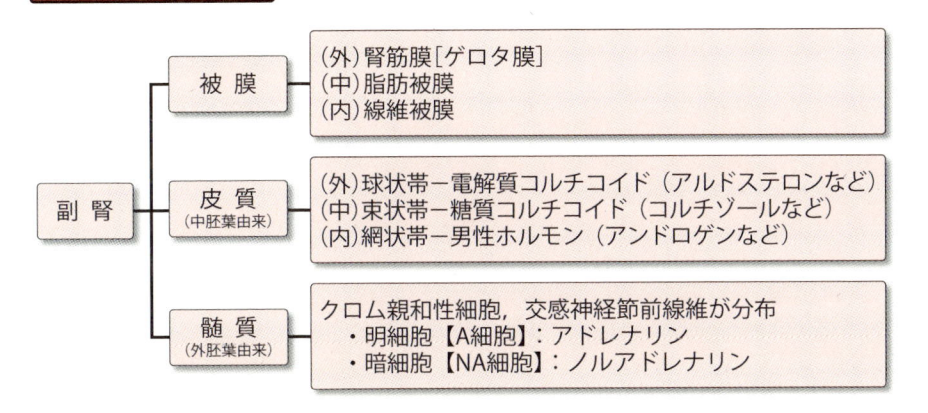

副腎
- 被膜
  - (外)腎筋膜[ゲロタ膜]
  - (中)脂肪被膜
  - (内)線維被膜
- 皮質（中胚葉由来）
  - (外)球状帯－電解質コルチコイド（アルドステロンなど）
  - (中)束状帯－糖質コルチコイド（コルチゾールなど）
  - (内)網状帯－男性ホルモン（アンドロゲンなど）
- 髄質（外胚葉由来）
  - クロム親和性細胞，交感神経節前線維が分布
  ・明細胞【A細胞】：アドレナリン
  ・暗細胞【NA細胞】：ノルアドレナリン

❖ 関連する項目

- 副腎は腹膜後器官である． 参照テーマ 8
- 副腎は左右一対である．
- 副腎皮質ホルモンはステロイドホルモンである（アンドロゲン，コルチゾールなど）．
- 皮質の球状帯で電解質コルチコイドを分泌する．
- 副腎皮質刺激ホルモンは下垂体前葉から分泌される．
- 副腎髄質は交感神経節前線維が多く分布する．

🖐 第13回
副腎について誤っている記述はどれか
1．左右一対ある
2．腎臓の下に位置する
3．髄質はアドレナリンを分泌する
4．皮質はステロイドホルモンを分泌する
〈答え：2〉

◎ 第8回
皮質と髄質とに分かれている内分泌器はどれか
1．下垂体
2．松果体
3．甲状腺
4．副腎
〈答え：4〉

第3章 補講

● 性差を覚えた者は泌尿器，生殖器を制す！

　他の臓器と違って、男女の差が出やすいのが泌尿器と生殖器です。ということは臓器の特徴として真っ先に挙げられ、試験に出題されやすいのです。また、尿、精子、卵子、ホルモンがどこで生成され、どの順番で運ばれていくのかを覚えましょう。各臓器を関連づけて立体的に要チェック！

【過去の国家試験でのポイント】

● 腎臓
- ボウマン嚢は糸球体を包んでいる．
- 糸球体は毛細血管で形成される．
- 緻密斑は遠位尿細管で形成される．
- ヘンレのワナ（係蹄）はネフロンの構成要素である．
- ヘンレのワナ（係蹄）は腎臓の髄質に存在する．
- 右腎は左腎より低い位置にある．
- 右腎臓は十二指腸に接する．
- 横隔膜は腎臓と接する．
- 肝臓は右の腎臓に隣接する．
- 弓状動脈は皮質と髄質との間を走る．
- 腎小体は尿細管とあわせてネフロンと呼ぶ．
- 近位尿細管はネフロンの構成要素である．
- 近位尿細管は腎小体（マルピギー小体）に続く．
- 近位尿細管はボウマン嚢に起始する．
- 腰方形筋は腎臓と接する．
- 上行結腸は右の腎臓に隣接する臓器である．
- 腎臓は腹膜後器官である．
- 腎小体は糸球体とボウマン嚢からなる．
- 糸球体はネフロンの構成要素である．
- 糸球体に出入りする血管は動脈である．
- 腎髄質には錐体がある．
- 腎臓の形はソラマメ状である．
- 腎臓の皮質には腎小体が分布する．
- 腎臓の皮質は血管が豊富である．
- 腎臓は脂肪組織に囲まれる．
- 腎臓は線維性被膜で包まれる．
- 腎臓は皮質と髄質に区別される．
- 腎臓は腹腔動脈によって栄養されない．
- 腎動脈は腹大動脈の直接の枝で栄養され対をなす．

> 覚えているか
> チェックして
> みよう！

第 3 章　泌尿器・生殖器・内分泌

- 腎乳頭と腎葉の数は同一である．
- 腎乳頭は腎臓髄質にある．
- 腎杯の内面は移行上皮で覆われる．
- 腎杯は腎乳頭を包む．
- 腎盂（腎盤）は尿管に移行する．
- 腎門に出入りするもの（前からの順番）：腎静脈→腎動脈→尿管（→腎動脈）．
- 大腰筋は腎臓と接する．
- 尿細管から集合管へ尿が流れる．

● **尿管**
- 尿管の筋層には蠕動運動がみられる．
- 尿管の粘膜は移行上皮で覆われる．
- 尿管の壁は粘膜，筋層，外膜よりなる．
- 尿管は腎盤（腎盂）と膀胱とを連絡している．
- 尿管は腎門に起始する．
- 尿管は大腰筋の前を下行する．
- 尿管は膀胱の後壁（膀胱底部）の膀胱三角に開口する．
- 尿管壁の筋層は平滑筋からなる．
- 尿管の長さは約30cmである．
- 尿管は腹膜後器官である．
- 尿管は3カ所の生理的狭窄部がある．
- 腎盂からの移行部（尿管起始部）は狭窄部である．
- 総腸骨動脈との交叉部は尿管の狭窄部である．
- 膀胱への開口部は尿管の狭窄部である．

● **膀胱**
- 女性の膀胱は小骨盤腔に位置する．
- 男性では膀胱の後方に直腸がある．
- 膀胱の筋層は平滑筋で自律神経に支配される．
- 膀胱の上面は腹膜で覆われる．
- 膀胱の底部に尿管が開く．
- 膀胱の尿管口は膀胱三角の頂点をなす．
- 膀胱の粘膜上皮は移行上皮である．
- 膀胱は骨盤腔にある．
- 膀胱は女性では子宮の前方に位置する．
- 膀胱は袋状の器官である．
- 膀胱は恥骨結合の後方に位置する．
- 膀胱括約筋は内尿道口周囲の平滑筋である．
- 膀胱三角にはシワがない．

● **尿道**
　（外）尿道括約筋は（尿道隔膜部周囲の）横紋筋である．
　女性の尿道は腟前庭（腟の前方）に開口する．
　女性の尿道は男性に比べ短い．
　男の外尿道口は陰茎亀頭にある．
　男性の尿道は尿道海綿体の中を走る．
　男性の尿道は前立腺を貫く．
　尿生殖隔膜は尿道が貫通する．
　尿道の前立腺部は射精管が開口する．
　尿道は内尿道口に始まる．
　尿道上皮は粘膜上皮である．

● **生殖器複合**
　精子が通る順番：精巣→精巣上体→精管→尿道．
　男性および女性の一次生殖器はそれぞれ精巣と卵巣である．
　膀胱－子宮－直腸は前から後ろへ並んでいる．

● **男性生殖器**
　ライディッヒ細胞（間細胞）は男性ホルモンを分泌する．
　陰茎には1対の陰茎海綿体がみられる．
　陰茎海綿体には尿道が通らない．
　白膜は陰茎海綿体を包む．
　陰嚢の正中部には縫線がみられる．
　間細胞は精巣の精細管の外に存在する．
　曲精細管は精子を産生する．
　射精管は尿道に開口する．
　精管は精索の中を走行する．
　精管は鼠径管を通る．
　精巣動脈は鼠径管を通る．
　（曲）精細管は精上皮を有する．
　精索は鼠径靱帯の上を通る．
　精子の産生は精上皮で行われる．
　精子は精巣上体に蓄えられる．
　精巣にはライディッヒ細胞が存在する．
　精巣は陰嚢の中にある．
　精巣は下垂体ホルモンから直接の影響を受ける．
　精巣は後腹壁で形成され陰嚢中へ下降する．
　精巣は精子を産生する．
　精巣は対である．
　精巣は男性ホルモンを分泌する．
　精巣挙筋は内腹斜筋の続きである．
　精巣挙筋は鼠径管を通る．

- 精巣上体は精巣に直接続く．
- 精巣上体管は精管に連続する．
- 前立腺の腺組織の間に平滑筋が含まれる．
- 前立腺の導管は尿道に開口する．
- 前立腺は対ではない．
- 前立腺を尿道が貫通する．
- 前立腺は膀胱の下に位置する．
- 直腸から前立腺を触知できる．
- 尿道の前立腺部は射精管が開口する．
- 尿道球腺は左右1対ある．
- 尿道球腺は尿道に開口する．

● **女性生殖器**
- 陰核は海綿体である．
- 子宮の筋層は3層からなる．
- 子宮の筋層は平滑筋である．
- 子宮の表面は腹膜で覆われる．
- 子宮の両側に卵巣がある．
- 子宮は性周期に伴い内膜が変化する．
- 子宮は中腔性の器官である．
- 子宮は洋梨状の形をしている．
- 子宮は膀胱の後方に位置する．
- 子宮は腟の上部に突き出ている．
- 子宮円索は子宮に直接つながっている．
- 子宮円索は子宮を支持する．
- 子宮円索は鼡径管を通る．
- 子宮広間膜は子宮外側面を覆う．
- 子宮体部や底部は正常妊娠に際して胎盤が形成される．
- 子宮底に卵管が開口する．
- 子宮内膜は粘膜で構成される．
- 子宮頸は腟とつながる．
- 子宮動脈は内腸骨動脈の枝である．
- 性成熟期では卵巣に発育中の卵胞がみられる．
- 成熟卵胞の径は約2cmに達する．
- 大前庭腺は女性の生殖器に属する．
- 大前庭腺は対である．
- 大前庭腺は尿道に開口しない．
- 排卵時，腹腔に卵が放出される．
- 卵管の内腔は外側端で腹腔に開く．
- 卵管の膨大部で通常，受精が行われる．
- 卵管は子宮広間膜の上縁に沿って走る．
- 卵管は中腔性器官である．

- 卵管上皮は線毛上皮である．
- 卵胞は女性ホルモンを分泌する．
- 卵巣からエストロゲンが出る．
- 卵巣は卵巣提索と固有卵巣索とで支持される．
- 卵巣は骨盤腔に位置する．
- 卵巣は子宮に直接つながっていない．
- 卵巣は実質性臓器である．
- 卵巣は対である．
- 卵巣は皮質と髄質とからなる．
- 卵巣は腹膜（間膜）に包まれている．
- 卵胞は幼児の卵巣にも存在する．
- 卵胞は卵巣の皮質に存在する．
- 腟の前に尿道がある．
- 腟前庭は尿道が開口する．
- 白体は月経直前に形成される．

● **下垂体**
- プロラクチンは下垂体前葉から分泌される．
- 下垂体は腺性下垂体と神経性下垂体からなる．
- 下垂体の後葉は神経性下垂体とも呼ばれる．
- 下垂体はトルコ鞍にある．
- 下垂体は下垂体柄で視床下部に連なる．
- 下垂体は内分泌腺に属す．
- 下垂体には門脈系がみられる．
- 下垂体後葉は神経分泌物質を放出する．
- 甲状腺は下垂体ホルモンから直接の影響を受ける．
- 成長ホルモンは下垂体前葉から分泌される．
- 精巣は下垂体ホルモンから直接の影響を受ける．
- 乳腺も下垂体ホルモンから直接の影響を受ける．
- 副腎皮質刺激ホルモンは下垂体前葉から分泌される．

● **松果体**
- 松果体はメラトニンを分泌する．
- 松果体は間脳の背面にある．
- 松果体は神経組織よりなる．
- 松果体は内分泌腺に属す．
- 松果体は脳砂が沈着する器官である．

● **甲状腺**
- 甲状腺は気管上部にある．
- 甲状腺の後面には上皮小体が付着する．
- 甲状腺の傍濾胞（小胞）細胞はカルシウム代謝を調節するホルモン（カルシトニン）を分泌する．

第 3 章 泌尿器・生殖器・内分泌

- 甲状腺の濾胞はサイロキシンを分泌する．
- 甲状腺は下垂体前葉ホルモンが直接作用する．
- 甲状腺は多数の濾胞細胞で構成される．
- 甲状腺は内分泌腺に属す．
- 甲状腺は頸の前面下部にある．

● 上皮小体
- 上皮小体は甲状腺の後面にある．
- 上皮小体は内分泌腺で外頸動脈の枝で栄養される．

● 副腎
- アンドロゲンはステロイドホルモンである．
- エストロゲンもステロイドホルモンである．
- コルチゾールもステロイドホルモンである．
- 副腎は腹膜後器官である．
- 副腎は左右一対ある．
- 副腎は腎臓上部にあり，内分泌腺に属す．
- 副腎皮質には束状帯がある．
- 副腎は皮質と髄質とに分けられる．
- 副腎皮質はステロイドホルモンを分泌する．
- 副腎皮質刺激ホルモンは下垂体前葉から分泌される．
- 副腎皮質──糖質コルチコイド．
- 副腎髄質はアドレナリンを分泌する．
- 副腎髄質は交感神経節前線維が分布する．
- 副腎髄質は外胚葉に由来する．
- 副腎髄質の細胞はクロム親和〔性〕細胞と呼ばれる

● 膵臓（ランゲルハンス島）
- インスリン分泌細胞は顆粒を持つ．
- ランゲルハンス島（膵島）は膵臓尾部にある．
- 膵臓は腹膜後器官である．
- 膵臓は内分泌腺と外分泌腺をともに含む．
- 膵臓の内分泌細胞で一番多いのはβ細胞である．

第4章
脈管系・神経系・感覚器系

- テーマ20　外頸動脈の分岐
- テーマ21　腹大動脈の分岐
- テーマ22　腹腔動脈の分岐
- テーマ23　門脈の構成
- テーマ24　胸管
- テーマ25　脊髄神経
- テーマ26　脳幹
- テーマ27　小脳の特徴
- テーマ28　大脳の機能
- テーマ29　脳室
- テーマ30　三叉神経
- テーマ31　外眼筋の支配神経
- テーマ32　迷走神経
- テーマ33　副交感神経を含む脳神経
- テーマ34　錐体路
- テーマ35　コルチ器（ラセン器）

20 外頸動脈の分岐

🔲 : 23.8%
✋ : 28.6%
◎ : 47.6%

過去の出題傾向

顎動脈は外頸動脈の枝？	🔲 1回	✋ 2回	◎ 3回
顔面動脈は外頸動脈の枝？	🔲 1回	✋ 1回	◎ 1回
舌動脈は外頸動脈の枝？	🔲 1回	✋ 2回	◎ 1回
浅側頭動脈は外頸動脈の枝で，側頭部で拍動を触れられるのか？	🔲 2回	✋ 1回	◎ 5回

　頭部外側を主に栄養する外頸動脈は，甲状軟骨上縁の高さ（第4～第6頸椎の高さ）で総頸動脈から分岐したものである．その分岐部は膨らみ，血圧の圧受容器である頸動脈洞があり舌咽神経が分布する．内部には血液の化学受容器として頸動脈小体があり，舌咽神経と迷走神経，交感神経線維が分布する．外頸動脈から分岐する血管には，上甲状腺動脈，舌動脈，顔面動脈，後頭動脈，後耳介動脈，浅側頭動脈，顎動脈がある．なかでも顔面動脈と浅側頭動脈と後頭動脈は体表から拍動を触知できる．また顎動脈は外頸動脈から分岐する血管で唯一，頭蓋内の脳硬膜まで達する．国家試験では外頸動脈から分岐する動脈で頭蓋内に達するものや，動脈拍動部が重要である．

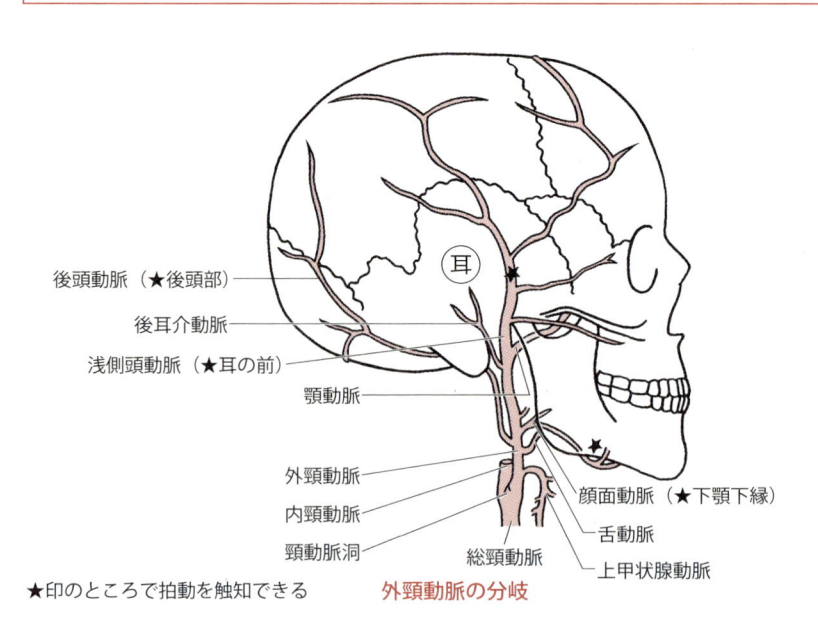

後頭動脈（★後頭部）
後耳介動脈
浅側頭動脈（★耳の前）
顎動脈
外頸動脈
内頸動脈
頸動脈洞
総頸動脈
顔面動脈（★下顎下縁）
舌動脈
上甲状腺動脈

★印のところで拍動を触知できる　　**外頸動脈の分岐**

第 **4** 章　脈管系・神経系・感覚器系

❖ 学習のポイント

外頸動脈の枝は主に頭蓋外の表面を栄養するため，頭蓋内まで達する顎動脈が特徴的である．
通常，動脈は深部を走行するため，拍動を触知できる血管と部位は重要である．

❖ 必ず覚えよう

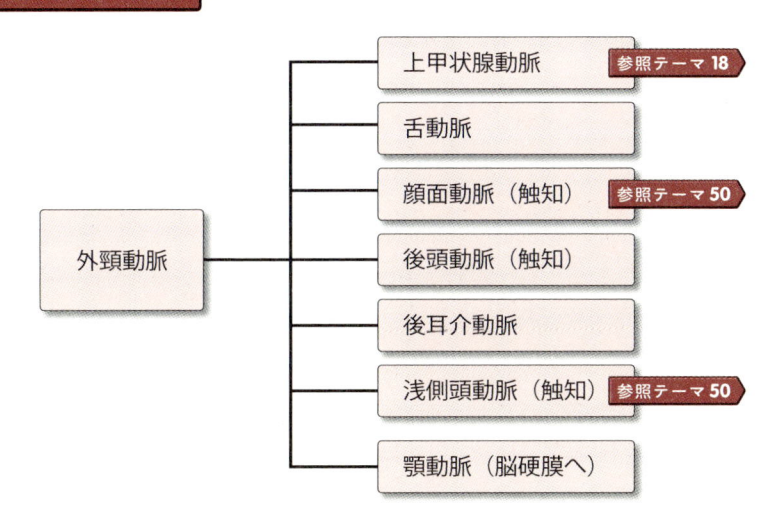

外頸動脈
- 上甲状腺動脈　参照テーマ 18
- 舌動脈
- 顔面動脈（触知）　参照テーマ 50
- 後頭動脈（触知）
- 後耳介動脈
- 浅側頭動脈（触知）　参照テーマ 50
- 顎動脈（脳硬膜へ）

❖ 関連する項目

- 顔面動脈の拍動は下顎の下縁で触れる．
- 総頸動脈は甲状軟骨上縁の高さで内頸動脈と外頸動脈とに分かれる．
- 外頸動脈から分岐する動脈に，上記以外で上行咽頭動脈，胸鎖乳突筋枝がある．

第8回
体表から拍動を触れる動脈はどれか
1. 眼動脈
2. 舌動脈
3. 浅側頭動脈
4. 上甲状腺動脈

〈答え：3〉

第16回
外頸動脈の枝でないのはどれか
1. 顎動脈
2. 眼動脈
3. 舌動脈
4. 浅側頭動脈

〈答え：2〉

21 腹大動脈の分岐

🔲 : 33.3%
✋ : 38.9%
◎ : 27.8%

● 過去の出題傾向

下腸間膜動脈は腹大動脈から直接分岐する？	🔲 1回	✋ 1回	◎ 2回
上腸間膜動脈は十二指腸・空腸・回腸に分布する？	🔲 3回	✋ 0回	◎ 0回
腎動脈は腹大動脈から直接分岐し対をなす？	🔲 1回	✋ 4回	◎ 3回
卵巣動脈は腹大動脈から直接分岐する？	🔲 1回	✋ 2回	◎ 0回

　腹大動脈は左心室から出た大動脈の腹部での名称である．心臓から出た大動脈は上行大動脈，大動脈弓，下行大動脈となる．特に下行大動脈は横隔膜から上方を胸大動脈，下方を腹大動脈という．腹大動脈はその後，第4腰椎の高さで左右の総腸骨動脈に分岐する．腹大動脈から泌尿器・生殖器には血管が有対に出て，消化器系には無対で枝を出す．臓側枝には腹腔動脈，上腸間膜動脈，下腸間膜動脈，腎動脈，精巣動脈または卵巣動脈があり，壁側枝には下横隔動脈，腰動脈，正中仙骨動脈がある．国家試験では腹大動脈から分岐する血管と，さらにその血管がどの臓器を栄養するのかが問われやすい．腹腔動脈は肝臓，胆嚢，膵臓，脾臓，胃，十二指腸を，上腸間膜動脈は十二指腸から横行結腸と膵臓を，下腸間膜動脈は下行結腸から直腸上部を栄養する．

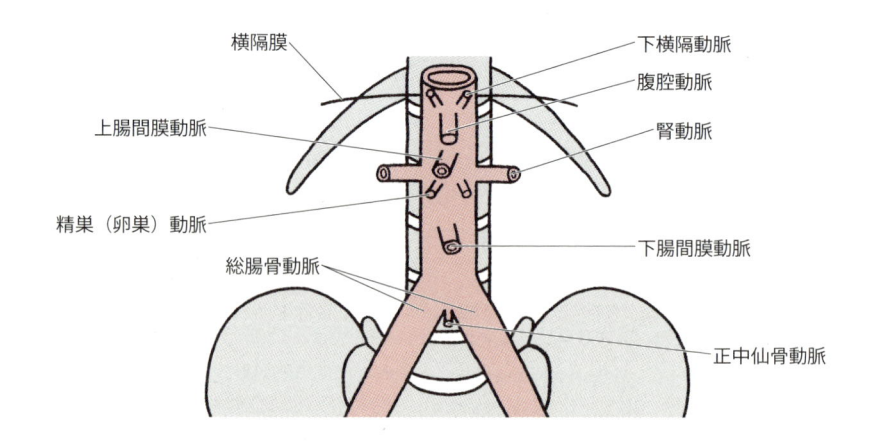

腹大動脈と周辺構造

第 **4** 章　脈管系・神経系・感覚器系

❖学習のポイント

血管を人型のようにイメージしたら理解しやすくなる（左頁の図参照）．
消化器へ分布する血管は無対で分岐する．
泌尿器や生殖器に分布する血管は有対で分岐する．
下横隔動脈や腰動脈は壁に沿って分布するので壁側動脈という．

❖必ず覚えよう

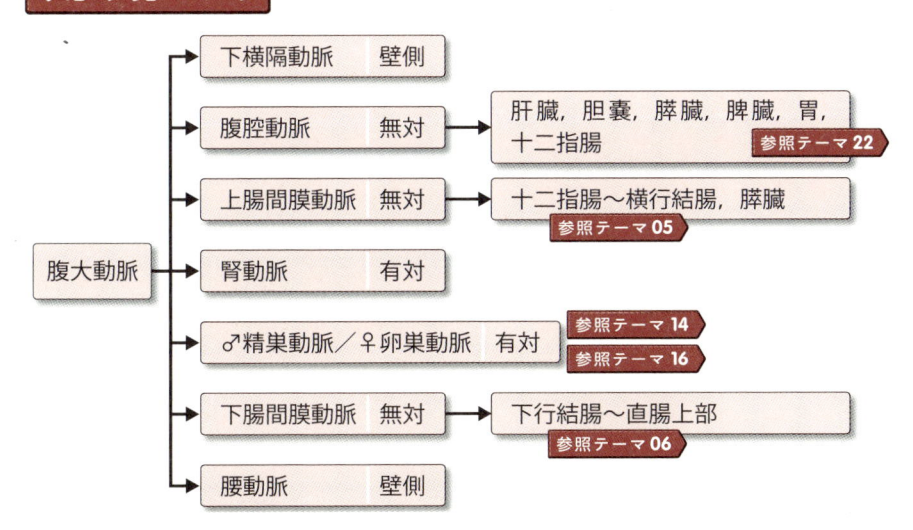

腹大動脈
- → 下横隔動脈　壁側
- → 腹腔動脈　無対　→ 肝臓，胆嚢，膵臓，脾臓，胃，十二指腸　参照テーマ 22
- → 上腸間膜動脈　無対　→ 十二指腸～横行結腸，膵臓　参照テーマ 05
- → 腎動脈　有対
- → ♂精巣動脈／♀卵巣動脈　有対　参照テーマ 14／参照テーマ 16
- → 下腸間膜動脈　無対　→ 下行結腸～直腸上部　参照テーマ 06
- → 腰動脈　壁側

❖関連する項目

- 腹腔動脈は腹大動脈から直接分岐する．
- 上腸間膜動脈は腹大動脈から直接分岐する．
- 下腸間膜動脈は直腸に分布する．
- 精巣動脈は腹大動脈の枝である．
- 上記の他に臓側枝として，中副腎動脈がある．

第11回
腹大動脈の直接の枝でないのはどれか
1．腹腔動脈
2．脾動脈
3．上腸間膜動脈
4．腎動脈

〈答え：2〉

第13回
腹大動脈の枝のうち対をなすのはどれか
1．上腸間膜動脈
2．下腸間膜動脈
3．腹腔動脈
4．腎動脈

〈答え：4〉

㉒ 腹腔動脈の分岐

╱ : 50.0%
✋ : 37.5%
◉ : 12.5%

過去の出題傾向

総肝動脈,固有肝動脈は腹腔動脈からの枝か？　╱ 1回　✋ 1回　◉ 1回
脾動脈は腹腔動脈の枝か？　╱ 3回　✋ 2回　◉ 0回

　腹腔動脈は腹大動脈の臓側枝で，第12胸椎の高さから無対で分岐する．その後，左胃動脈，脾動脈，総肝動脈となり上腹部の内臓に分布する．栄養する主な臓器には，肝臓，胆嚢，脾臓，胃，十二指腸，膵臓がある．脾動脈から膵枝が，総肝動脈から固有肝動脈と胃十二指腸動脈が分岐する．固有肝動脈は肝臓を栄養するが，その途中に右胃動脈と胆嚢動脈を出す．国家試験では腹腔動脈から分岐する血管や分布する臓器を問われることが多い．特に腹腔動脈が栄養する臓器の多くは消化器で，リンパ管系に分類される脾臓の栄養動脈を問うことで腹腔動脈の分布領域を理解できているか試しているのである．

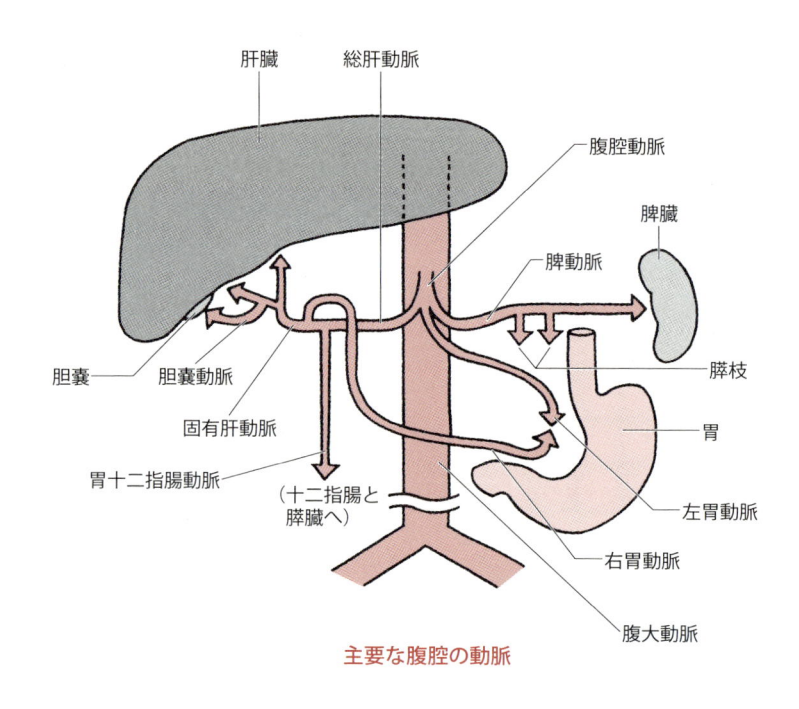

主要な腹腔の動脈

第 4 章　脈管系・神経系・感覚器系

❖学習のポイント

腹腔動脈は腹大動脈の枝である．　参照テーマ21
腹腔動脈が栄養する臓器を覚えよう．
腹腔動脈から分岐する血管で特に重要なのは，脾動脈と総肝動脈である．

❖必ず覚えよう

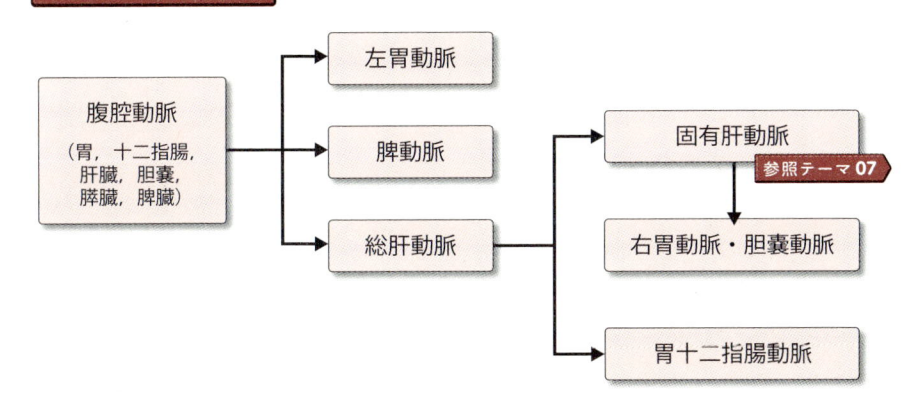

```
腹腔動脈            ┌→ 左胃動脈
(胃，十二指腸，    │
 肝臓，胆嚢，      ├→ 脾動脈
 膵臓，脾臓)       │                    ┌→ 固有肝動脈  参照テーマ07
                    └→ 総肝動脈  ───────┤
                                        ├→ 右胃動脈・胆嚢動脈
                                        └→ 胃十二指腸動脈
```

❖関連する項目

- 左・右胃動脈は腹腔動脈の枝である．
- 腹腔動脈は腹大動脈から直接分岐する．
- 固有肝動脈は肝臓で小葉間動脈となる．
- 膵臓と十二指腸は腹腔動脈と上腸間膜動脈で栄養される．
- 脾動脈は脾臓の脾門を通る．
- 総肝動脈から分岐した固有肝動脈は肝臓の肝門を通る．
- 左胃動脈は固有肝動脈から起こる右胃動脈と胃冠状動脈をつくる．

第11回
腹腔動脈の枝でないのはどれか
1．下腸間膜動脈
2．脾動脈
3．固有肝動脈
4．右胃動脈

〈答え：1〉

第15回
腹腔動脈の枝はどれか
1．腎動脈
2．総肝動脈
3．上腸間膜動脈
4．内腸骨動脈

〈答え：2〉

23 門脈の構成

〇：46.2%
✋：15.4%
◎：38.5%

● 過去の出題傾向

上腸間膜静脈は門脈を構成する？	〇2回	✋1回	◎0回
脾静脈は門脈に注ぐ？	〇4回	✋1回	◎5回

　門脈は腹部消化器から栄養を含んだ静脈血を肝臓に運ぶ静脈で，肝臓には肝門を通って入る．門脈を構成する主な血管は脾静脈，上腸間膜静脈，下腸間膜静脈である．血管の走行は通常，心臓から動脈→毛細血管→静脈となり再び心臓へ戻るが，腹部消化器では心臓から動脈→毛細血管（消化器）→【門脈】→毛細血管（肝臓）→静脈となり，途中毛細血管が2カ所存在する．毛細血管に挟まれ，一本化された静脈を門脈という．門脈は肝臓の中で小葉間静脈となり，小葉間動脈と合流して洞様毛細血管（類洞）に注ぐ．国家試験や臨床的にも重要な血管で，門脈圧が亢進した際，門脈血は次の主な側副路を迂回して心臓に戻ろうとする．①食道下部静脈叢，②直腸下部静脈叢，③臍周囲の静脈（メズサの頭）である．余談だが，間脳の視床下部から脳下垂体前葉における血管にも毛細血管が2カ所見られ，その間の血管を下垂体門脈と呼んでいる．

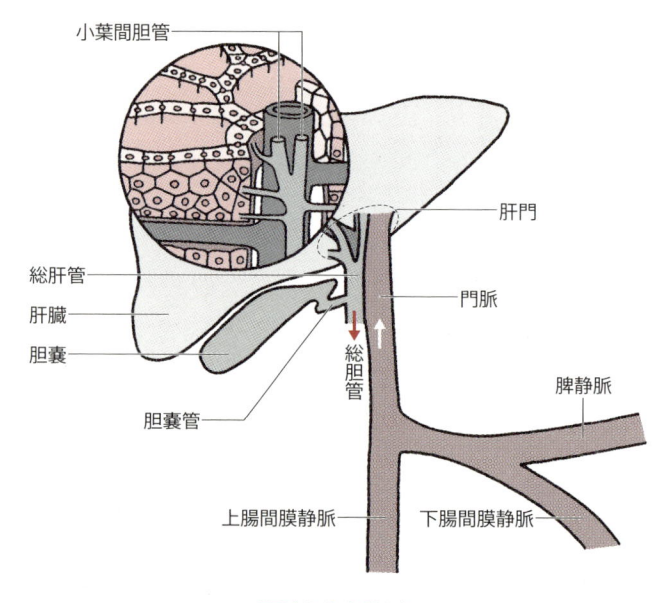

門脈と主な静脈

第 **4** 章　脈管系・神経系・感覚器系

❖学習のポイント

門脈を構成する主な静脈で，消化器系でない脾静脈が特に重要である．
門脈は腹部にある消化器の静脈血を集めて肝臓に送る．
門脈は肝臓内で小葉間静脈となる． 参照テーマ07
門脈のバイパス（側副循環）を知っておこう．

❖必ず覚えよう

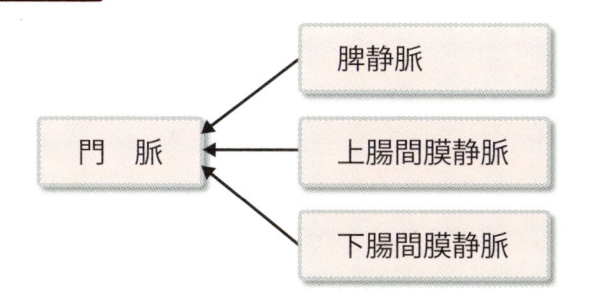

```
         脾静脈
門 脈 ← 上腸間膜静脈
         下腸間膜静脈
```

❖関連する項目

- 下腸間膜静脈は門脈の構成に関与する．
- 小腸の静脈は門脈となる． 参照テーマ05
- 食道の下部は門脈系と体循環系静脈との吻合がみられる．
- 直腸は門脈系と体循環系静脈との吻合がみられる．
- 直腸静脈叢は門脈と下大静脈との側副循環路となる． 参照テーマ06
- 臍は門脈系と体循環系静脈との吻合がみられる．
- 門脈の構造は静脈と同じである．
- 門脈に合流する血管は他に，左・右胃静脈などがある．

第16回
門脈の形成にかかわらないのはどれか
 1．奇静脈
 2．脾静脈
 3．上腸間膜静脈
 4．下腸間膜静脈

〈答え：1〉

第18回
門脈に注ぐ静脈はどれか
 1．子宮静脈
 2．腎静脈
 3．副腎静脈
 4．脾静脈

〈答え：4〉

24 胸管

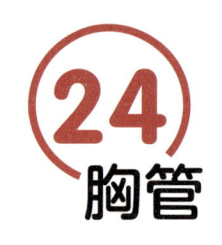

⊘ : 18.2%
✋ : 54.5%
◎ : 27.3%

過去の出題傾向

胸管は右上半身を除く全身のリンパを集める？	⊘ 1回	✋ 2回	◎ 0回
胸管は左静脈角に注ぐ？	⊘ 1回	✋ 4回	◎ 3回

　胸管はリンパ管系の一部である．身体各所のリンパが合流して最終的に「胸管」と「右リンパ本幹」となり静脈に戻される．胸管は，「左右の腰リンパ本幹（両下肢から）」と「腸リンパ本幹（消化器から）」が合流した「乳糜槽（にゅうびそう）」から始まる．乳糜槽は第1，2腰椎前面で横隔膜直下にある．胸管は横隔膜の大動脈裂孔を上行し，左静脈角に入る．左静脈角に入る直前に左頸リンパ本幹，左鎖骨下リンパ本幹と左胸部からのリンパを集める．つまり，左静脈角に注ぐ胸管は両下半身，腹部，左上半身，左頭頸部のリンパを集めることになる．また，静脈角は内頸静脈と鎖骨下静脈が合流し，形成される．国家試験では左右の静脈角が集めるリンパの流域がよく問われる．余談だが「乳糜槽」には消化器から集められた脂肪が腸リンパ本幹を介して流入するため，リンパ液が白濁するところからその名前がつけられた．

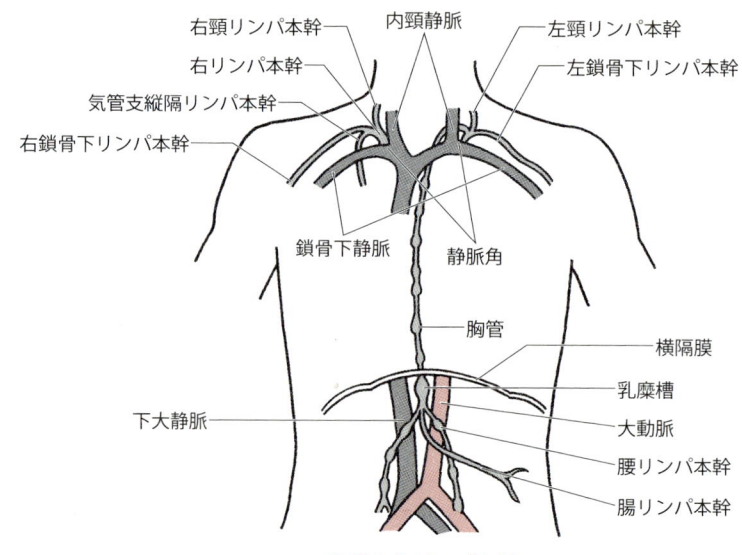

胸管と右リンパ本幹

第 **4** 章　脈管系・神経系・感覚器系

❖ 学習のポイント

胸管は乳糜槽で始まり，左静脈角で終わる．
身体のどの部のリンパがどこに環流するのか覚えよう．
胸管に合流するリンパ管を確認しよう．

❖ 必ず覚えよう

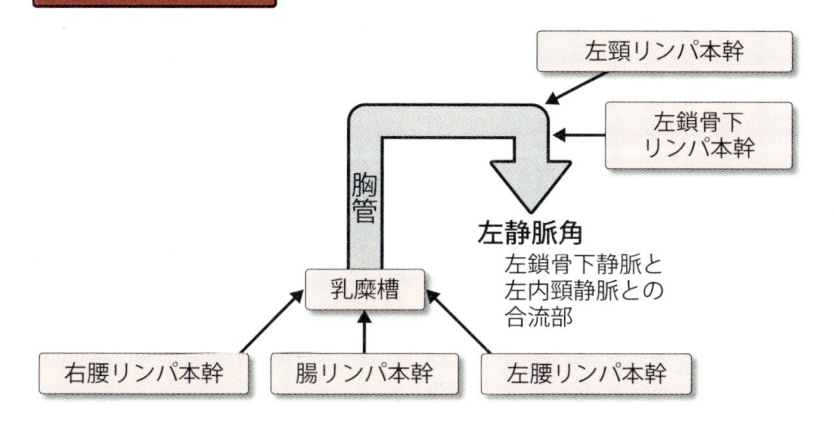

```
                        ┌──────────────┐
                        │ 左頸リンパ本幹 │
                        └──────┬───────┘
                               │
                        ┌──────┴────────┐
                        │  左鎖骨下     │
                        │  リンパ本幹   │
                        └──────┬────────┘
      胸                       ↓
      管              左静脈角
                      左鎖骨下静脈と
                      左内頸静脈との
        ┌──乳糜槽──┐  合流部
        ↑    ↑    ↑
  右腰リンパ本幹 腸リンパ本幹 左腰リンパ本幹
```

❖ 関連する項目

- 胸管はリンパ系に属す．
- 右下半身のリンパは胸管に注ぎ込む．
- 両側下肢のリンパは乳糜槽に注ぐ．
- 胸管は多数の弁を持つ．
- 胸管は縦隔を通る．　参照テーマ **09**
- 胸管は横隔膜の大動脈裂孔を通過する．　参照テーマ **41**
- 乳糜槽は腹大動脈の後方にある．
- 乳糜槽は横隔膜の直下にある．

◎ 第19回
正しいのはどれか
1．両側上肢のリンパは右リンパ本幹に注ぐ
2．両側下肢のリンパは乳糜槽に注ぐ
3．乳糜槽のリンパは右リンパ本幹に注ぐ
4．胸管のリンパは右の静脈角に注ぐ
〈答え：2〉

⑦ 第15回
胸管について誤っている記述はどれか
1．腰リンパ本幹と腸リンパ本幹の合流により形成される
2．横隔膜の大静脈孔を通過する
3．左の内頸静脈と鎖骨下静脈の合流部に注ぐ
4．右上半身を除く全身のリンパを集める
〈答え：2〉

25 脊髄神経

	: 0.0%
	: 45.5%
	: 54.5%

● 過去の出題傾向

胸神経は12対か？	0回	2回	2回
腰神経は5対か？	0回	2回	2回
仙骨神経は5対か？	0回	1回	2回

　脊髄から出る末梢神経を脊髄神経といい，31対の神経からなる．前根は運動神経と自律神経，後根は知覚神経で構成されるが，椎間孔から出る際に合流し，間もなく前枝・後枝に分岐した時点でいずれも混合神経となる．脊髄神経は頸神経（8対），胸神経（12対），腰神経（5対），仙骨神経（5対），尾骨神経（1対）に分類される．国家試験では脊髄神経の数を問う問題が出題されやすい．つまり，脊椎の数と混同していないかが試されているのである．頸神経が8対に対し脊椎が7個であるが，第1頸神経が後頭骨と第1頸椎の間から出ていることを理解しているかがカギとなる．また，成人では脊髄下端が第1・2腰椎の高さであるため，それ以下の脊柱管には馬尾神経（末梢神経）が納まる．

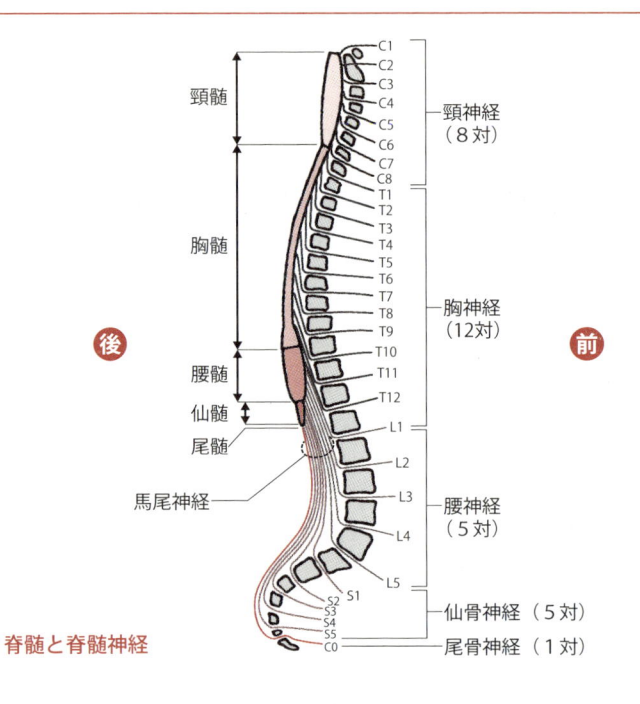

脊髄と脊髄神経

第 **4** 章　脈管系・神経系・感覚器系

✤学習のポイント

脊髄神経（末梢神経）と脊髄（中枢神経）を混同しないようにしよう．
頸神経は第1頸神経が後頭骨と頸椎との間から出るため，椎骨と神経の数が合わないことを理解しよう．

✤必ず覚えよう

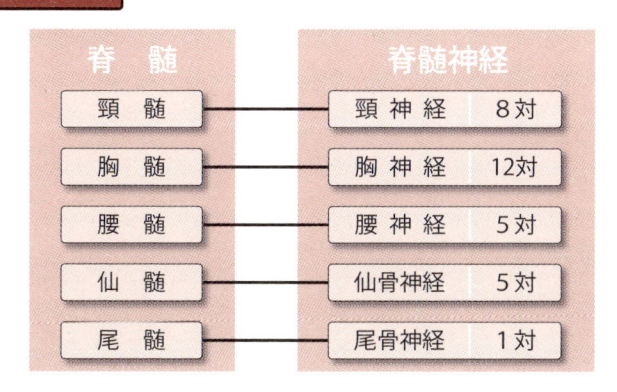

脊　髄	脊髄神経
頸　髄	頸 神 経　8対
胸　髄	胸 神 経　12対
腰　髄	腰 神 経　5対
仙　髄	仙骨神経　5対
尾　髄	尾骨神経　1対

✤関連する項目

- 脊髄神経の前根は遠心性神経線維を通す．　参照テーマ34
- 脊髄神経は末梢神経である．
- 感覚神経は脊髄神経節にニューロンの細胞体がある．
- 前枝と後枝にはそれぞれ筋枝（運動神経）と皮枝（知覚神経）がある．
- 脊髄神経は31対ある．
- 馬尾とは腰椎・仙椎の脊髄神経のことである．

🖐 第15回
脊髄神経について誤っている組合せはどれか
1．頸神経―7対
2．胸神経―12対
3．腰神経―5対
4．仙骨神経―5対

〈答え：1〉

◎ 第4回
脊髄神経について誤っているのはどれか
1．頸神経は7対である
2．胸神経は12対である
3．腰神経は5対である
4．仙骨神経は5対である

〈答え：1〉

26 脳幹

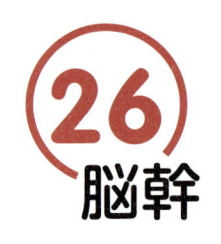

〇 : 33.3%
✋ : 0.0%
◎ : 66.7%

過去の出題傾向

延髄は脳幹に属す？	〇 1回	✋ 0回	◎ 2回
橋は脳幹に属す？	〇 1回	✋ 0回	◎ 2回
中脳は脳幹に属す？	〇 1回	✋ 0回	◎ 2回

　脳幹の分類には諸説あるが，現在では延髄・橋・中脳を指すのが一般的である．脳幹は脳の下方に位置し，眼球の運動や循環，呼吸，嚥下など，生きていくために必要な機能をつかさどる．脳幹はⅢ動眼神経からⅫ舌下神経といった脳神経のほとんどを出す．脳幹の腹側は主に下行性の運動神経，背側は上行性の知覚神経が走行する．中脳には錐体路である大脳脚，錐体外路系に属す赤核や黒質があり，背面には上丘（視覚に関与），下丘（聴覚に関与）がある．また腹側よりⅢ動眼神経，背側よりⅣ滑車神経を出す．橋の腹側は錐体路である橋縦束があり，橋核から小脳に向かう横橋線維（橋小脳路）を出す．また感覚を伝える内側毛帯（触覚），外側毛帯（聴覚），脊髄毛帯（温痛覚）がある．延髄の腹側には錐体（錐体路）があり，その下部の錐体交叉でほとんどの運動神経が交叉する．背側には後索核（薄束核・楔状束核），孤束核が見られる．錐体外路系のオリーブ核や，後索核から下小脳脚が小脳に向かう．中脳，橋，延髄には縦に貫く網様体があり意識の覚醒をつかさどる．また橋と延髄の背面には菱形窩があり，後方の小脳とで第四脳室を形成する．国家試験では脳幹に属する中枢神経が問われることがほとんどだが，中脳，橋，延髄はそれぞれに重要な特徴があるのでおろそかにはできない．

✤ 学習のポイント

脳幹は生命をつかさどる部位で，ほとんどの脳神経が出るため重要である．
間脳や小脳は脳幹に含めないことに注意しよう．
延髄・橋・中脳の機能を理解しよう．

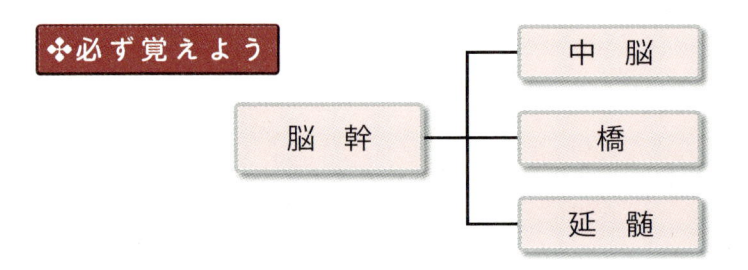

✤ 必ず覚えよう

```
                    ┌── 中脳
        脳幹 ───────┼── 橋
                    └── 延髄
```

第4章 脈管系・神経系・感覚器系

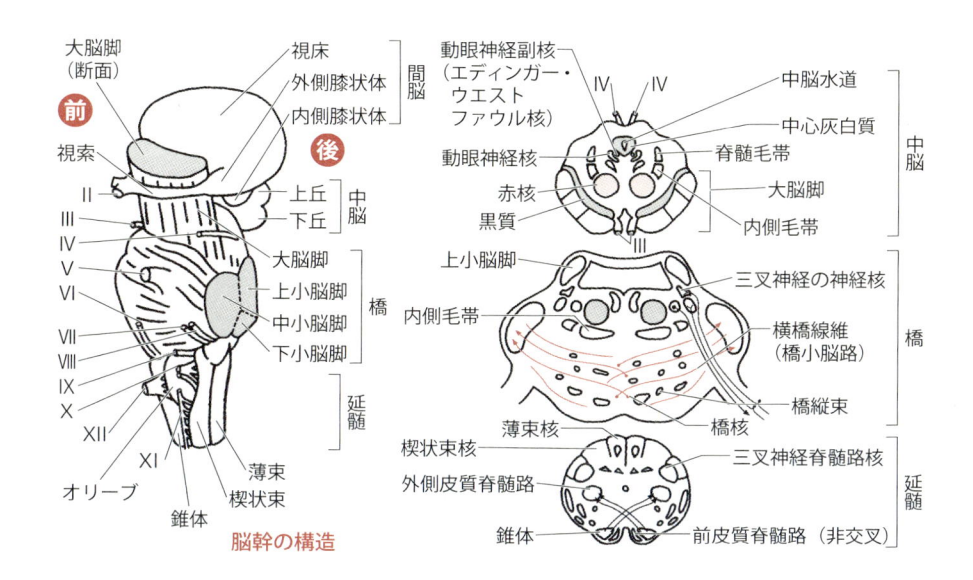

脳幹の構造

❖ 関連する項目

- 中脳背面は上丘と下丘からなる四丘体を含む被蓋からなる.
- 三叉神経核は橋に存在する. 参照テーマ30
- 外転神経核は橋に存在する. 参照テーマ31
- 延髄には錐体交叉がある.
- 延髄は下方で脊髄に続く.
- オリーブや錐体は脳の表面から観察できる.
- 延髄と橋の機能には循環, 呼吸, 嘔吐, 嚥下, 唾液, 涙がある.
- 迷走神経は延髄から出る. 参照テーマ32
- 中脳の機能には視覚の反射がある.
- 脳幹の腹側は主に下行性伝導路で, 背側は主に上行性伝導路である.

参照テーマ34

第10回
脳幹に属さないのはどれか
1. 中脳
2. 小脳
3. 橋
4. 延髄

〈答え：2〉

第16回
脳幹を構成しないのはどれか
1. 小脳
2. 中脳
3. 橋
4. 延髄

〈答え：1〉

27 小脳の特徴

◯: 33.3%
✋: 0.0%
◉: 66.7%

● 過去の出題傾向

小脳では皮質が灰白質で，髄質が白質？　◯1回　✋0回　◉2回

　小脳は後頭骨の後頭蓋窩に収まり，上方の大脳とは小脳テントで，左右の小脳半球は小脳鎌で仕切られる．小脳半球の間には虫部がある．小脳の働きとして骨格筋の共動運動やバランス，姿勢，歩行などが挙げられ，錐体外路系の中枢の1つである．小脳の皮質は灰白質で表層より分子層，神経細胞層（プルキンエ細胞），顆粒層に区別される．髄質は白質で灰白質からなる4つの小脳核（外側より歯状核，栓状核，球状核，室頂核）があり，歯状核が最も大きい．小脳は主に脳幹と3対の脚で連絡する．上小脳脚は中脳の赤核や間脳に線維を出し，中小脳脚は橋の橋核から，下小脳脚は延髄のオリーブ核や後索核から線維を受ける．小脳の前面と橋と延髄の背面の菱形窩で第四脳室を形成する．国家試験では灰白質と白質の位置関係や小脳核が問われやすい．

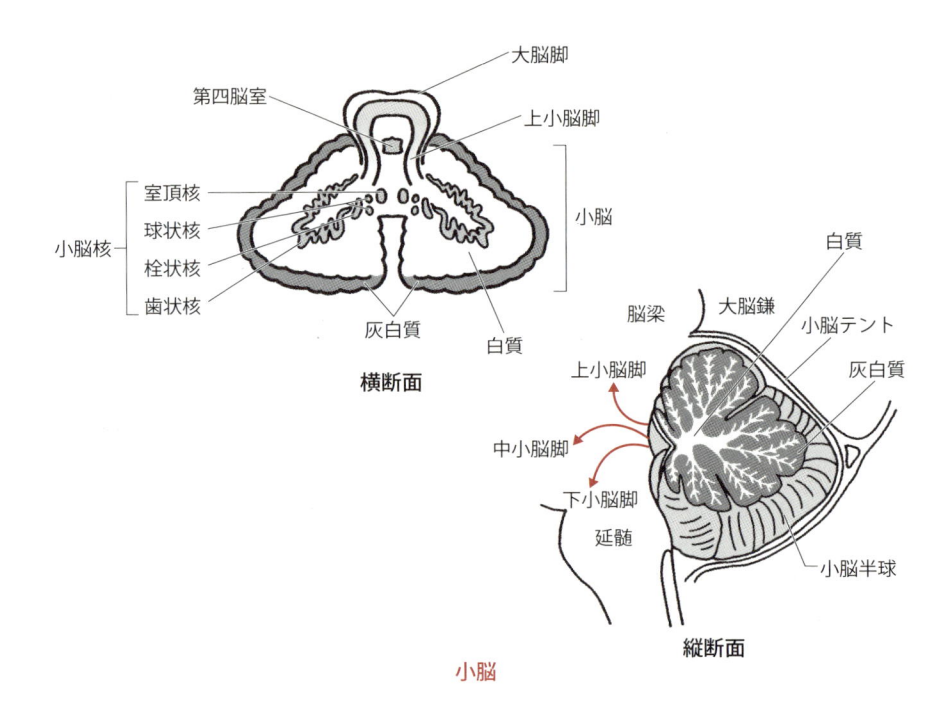

横断面

縦断面

小脳

第 4 章　脈管系・神経系・感覚器系

❖学習のポイント

小脳皮質では灰白質の層の並びが重要で，特にプルキンエ細胞が見られる場所を確認しよう．
小脳の神経核の並びや大きさを確認しよう．

❖必ず覚えよう

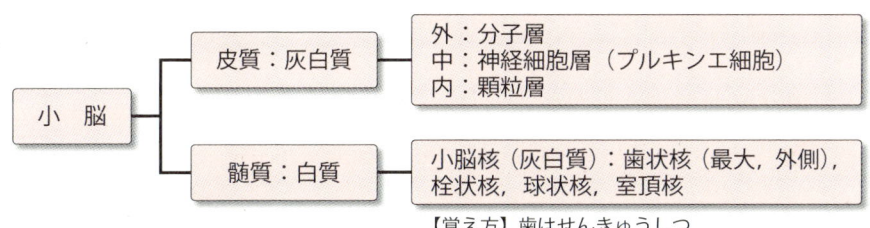

小脳
- 皮質：灰白質
  - 外：分子層
  - 中：神経細胞層（プルキンエ細胞）
  - 内：顆粒層
- 髄質：白質
  - 小脳核（灰白質）：歯状核（最大，外側），栓状核，球状核，室頂核

【覚え方】歯はせんきゅうしつ

❖関連する項目

- 小脳テントは大脳と小脳との間にある．
- 小脳は延髄・橋の背面にある．
- 小脳は姿勢や平衡を調節，制御する．
- 小脳核は髄質にある．
- 小脳は錐体外路系に属す．
- 中枢神経では神経線維の集まっているところを白質という．
  ※上小脳脚（小脳－中脳，間脳）
  ※中小脳脚（小脳－橋）
  ※下小脳脚（小脳－延髄）

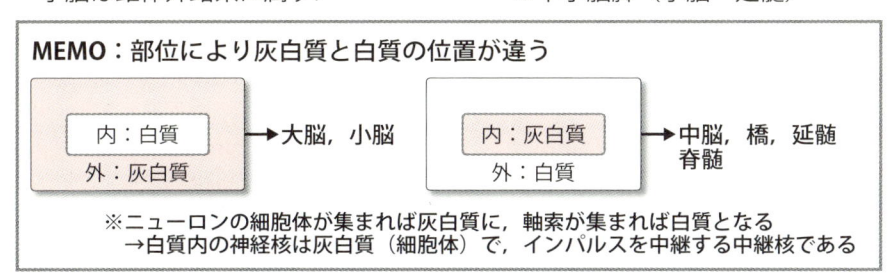

MEMO：部位により灰白質と白質の位置が違う

- 内：白質 / 外：灰白質 → 大脳，小脳
- 内：灰白質 / 外：白質 → 中脳，橋，延髄，脊髄

※ニューロンの細胞体が集まれば灰白質に，軸索が集まれば白質となる
→白質内の神経核は灰白質（細胞体）で，インパルスを中継する中継核である

◎ 第11回
表層が灰白質で深部に白質があるのはどれか
1．中脳
2．橋
3．小脳
4．延髄

〈答え：3〉

⑦ 第18回
小脳について正しいのはどれか
1．小脳は間脳の背面にある
2．小脳皮質は白質である
3．小脳核は髄質にある
4．下小脳脚は中脳と連絡する

〈答え：3〉

28 大脳の機能

: 0.0%
: 28.6%
: 71.4%

過去の出題傾向

視覚中枢（視覚野）は大脳の後頭葉にある？　　0回　2回　2回
前頭葉には運動性言語野（ブローカ中枢）がある？　0回　0回　3回

　大脳は小脳テントの上方にあり，左右の半球を大脳鎌で分ける．大脳は中心溝（ローランド溝），外側溝（シルビウス溝），頭頂後頭溝といった大脳溝で主に4葉に分けられる．前頭葉（運動に関与），頭頂葉（感覚に関与），側頭葉（聴覚に関与），後頭葉（視覚に関与）である．鳥距溝は後頭葉内にある．また外側溝の奥には島が見られる．大脳の中心部付近の大脳辺縁系には海馬傍回，歯状回，扁桃体，帯状回，梁下野などがあり本能をつかさどる．主な機能局在として前頭葉の中心前回（運動中枢）やブローカ中枢（運動性言語中枢），頭頂葉の中心後回（感覚中枢），側頭葉のウエルニッケ中枢（感覚性言語中枢）がある．大脳の皮質は灰白質で新皮質と古皮質がある．髄質は白質で，錐体外路系に属す大脳基底核（前障，レンズ核，尾状核）がある．レンズ核は内側を淡蒼球，外側を被殻と言い，被殻は尾状核と合わせて線条体と呼ばれる．国家試験では大脳がつかさどる機能を中心に覚える．

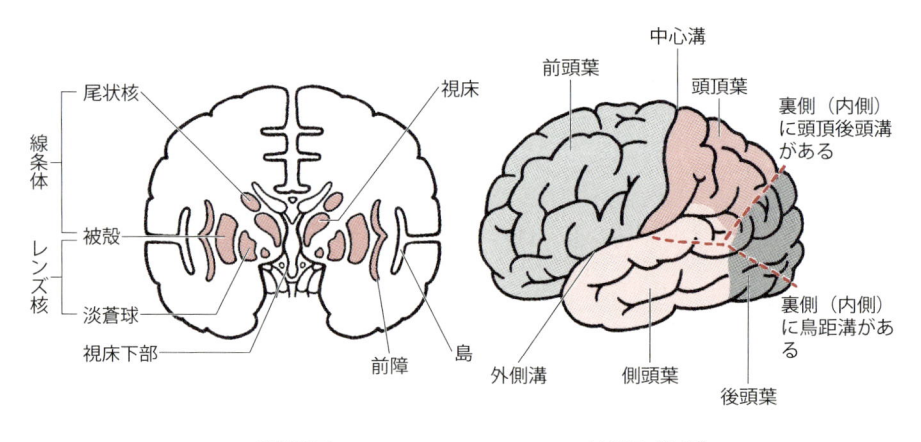

前額断面　　　　外側面（左側）

大脳

第 4 章　脈管系・神経系・感覚器系

❖学習のポイント

中心前回の運動中枢と，中心後回の感覚中枢から理解しよう．
大脳の機能的位置関係がわかると，下位中枢での下行路と上行路の場所が理解できる（運動中枢からの下行性伝導路［錐体路］は脳幹の腹側を通る，など）．

参照テーマ34

❖必ず覚えよう

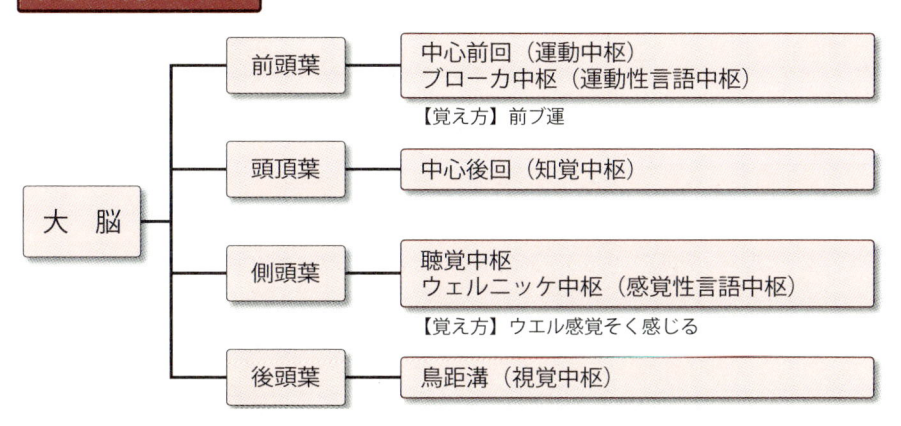

大脳
- 前頭葉 — 中心前回（運動中枢）／ブローカ中枢（運動性言語中枢）
  【覚え方】前ブ運
- 頭頂葉 — 中心後回（知覚中枢）
- 側頭葉 — 聴覚中枢／ウェルニッケ中枢（感覚性言語中枢）
  【覚え方】ウエル感覚そく感じる
- 後頭葉 — 鳥距溝（視覚中枢）

❖関連する項目

- 頭頂葉には体性感覚野がある．
- 嗅球は大脳辺縁系の一部をなす．

> **MEMO：神経線維の走行（白質）**
> ①連合線維：同一半球内を結ぶ
> ②交連線維：左右の半球を結ぶ
> ③投射線維：下位の中枢と連絡
> ※ニューロン軸索が白質となる．線維の束の太さにより名称が変わる（束，索，脚など）．

✋ 第15回
大脳の領野と脳葉の組み合わせで正しいのはどれか
1．体性感覚野—側頭葉
2．嗅覚野—前頭葉
3．視覚野—後頭葉
4．聴覚野—頭頂葉

〈答え：3〉

◎ 第15回
大脳皮質運動性言語野（ブローカ中枢）があるのはどこか
1．前頭葉
2．頭頂葉
3．側頭葉
4．後頭葉

〈答え：1〉

29 脳室

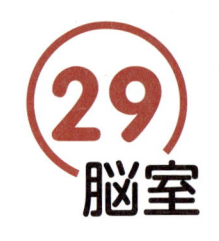

⊘ : 50.0%
✋ : 16.7%
◉ : 33.3%

過去の出題傾向

第四脳室はクモ膜下腔に直接通じている？　　⊘ 1回　✋ 1回　◉ 1回
脳室の脈絡叢は脳脊髄液をつくる？　　　　　⊘ 2回　✋ 0回　◉ 1回

　脳室は中枢神経の内部に存在する空間である．左右の側脳室は大脳，第三脳室は間脳，第四脳室は橋・延髄・小脳に囲まれた場所にある．側脳室と第三脳室は室間孔（モンロー孔）で，第三脳室と第四脳室は中脳水道で交通する．第四脳室の下方は脊髄の中心管となる．各脳室内で上衣細胞に覆われた脈絡叢から脳脊髄液が産生され，脳室を満たす．脳脊髄液は第四脳室の正中口と外側口でクモ膜下腔へと排出される．クモ膜下腔を満たした脳脊髄液が，脳と脊髄を外力から守る．最終的に上矢状静脈洞（硬膜静脈洞）などに突出したクモ膜のクモ膜顆粒から，脳脊髄液が静脈に回収されることで循環している．国家試験では脳脊髄液の環流が問われる．

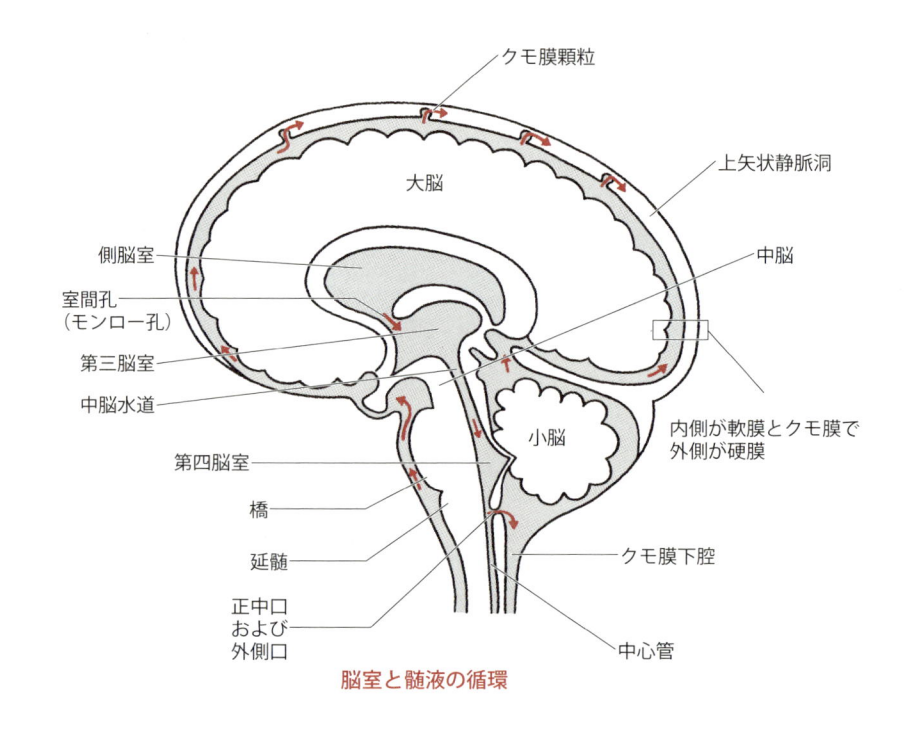

脳室と髄液の循環

第 **4** 章　脈管系・神経系・感覚器系

❖学習のポイント

脳脊髄液は脳室の脈絡叢でつくられる．
脳脊髄液がつくられて吸収されるまでの流れをすべて理解しよう．
第四脳室がクモ膜下腔と交通している．
橋と延髄で菱形窩をつくる（第四脳室の前壁）．

❖必ず覚えよう

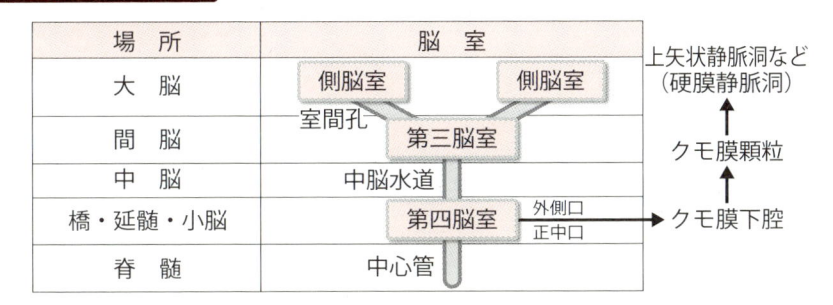

場　所	脳　室	
大　脳	側脳室　　側脳室	→ 上矢状静脈洞など（硬膜静脈洞）
間　脳	室間孔　第三脳室	↑ クモ膜顆粒
中　脳	中脳水道	
橋・延髄・小脳	第四脳室　外側口／正中口	→ クモ膜下腔
脊　髄	中心管	

❖関連する項目

- 側脳室では脳脊髄液が産生される．
- 側脳室には脈絡叢が存在する．
- 側脳室は大脳半球の深部にある．
- 室間孔は脳室系に含まれる．
- 第三脳室には脈絡叢が存在する．
- 中脳水道には脈絡叢が存在しない．
- 中脳水道は脳室系に含まれる．
- 第四脳室には脈絡叢が存在する．
- 中心管は脳室系に含まれる．
- 脳室は脊髄の中心管とつながる．
- 脳脊髄液はクモ膜顆粒から吸収される．
- 大脳鎌の上縁には上矢状静脈洞がある．
- 髄膜は外から，硬膜，クモ膜，軟膜の三層からなる．

◎ 第13回
クモ膜下腔に通じるのはどれか
  1．側脳室
  2．第3脳室
  3．中脳水道
  4．第4脳室
〈答え：4〉

◎ 第16回
脳脊髄液が産生されるのはどれか
  1．側脳室
  2．クモ膜下腔
  3．クモ膜顆粒
  4．硬膜静脈洞
〈答え：1〉

30 三叉神経

◎ : 0.0%
✋ : 42.9%
◉ : 57.1%

● 過去の出題傾向

三叉神経は咀嚼筋を支配する？	◎ 0回	✋ 1回	◉ 3回
三叉神経は歯の感覚（痛覚）を支配する？	◎ 0回	✋ 2回	◉ 1回

　三叉神経は脳から出る五番目の末梢神経（脳神経）である．この神経は運動神経と知覚神経の混合性で，副交感神経線維を含まない．橋の外側面から出た三叉神経は三つに分かれ，眼神経は上眼窩裂，上顎神経は正円孔，下顎神経は卵円孔を通る．三叉神経は顔面や前頭部，角膜，舌粘膜の知覚（触覚）などに関与し，その感覚は三叉神経節（半月神経節）で中継される．下顎神経は，耳介側頭神経，舌神経（舌前2/3の知覚）を出し，顔面神経の鼓索神経（舌前2/3の味覚）が含まれる．眼神経や上顎神経は運動線維を含まないが，下顎神経は運動線維を含み，咀嚼筋（側頭筋，咬筋，内側翼突筋，外側翼突筋），顎舌骨筋，鼓膜張筋を支配する．三叉神経の主要な神経核は橋にある．国家試験では主に咀嚼筋の支配神経として問われる．これは三叉神経が痛みの知覚というイメージが強いため，運動神経まで深く理解しているかが試されている．

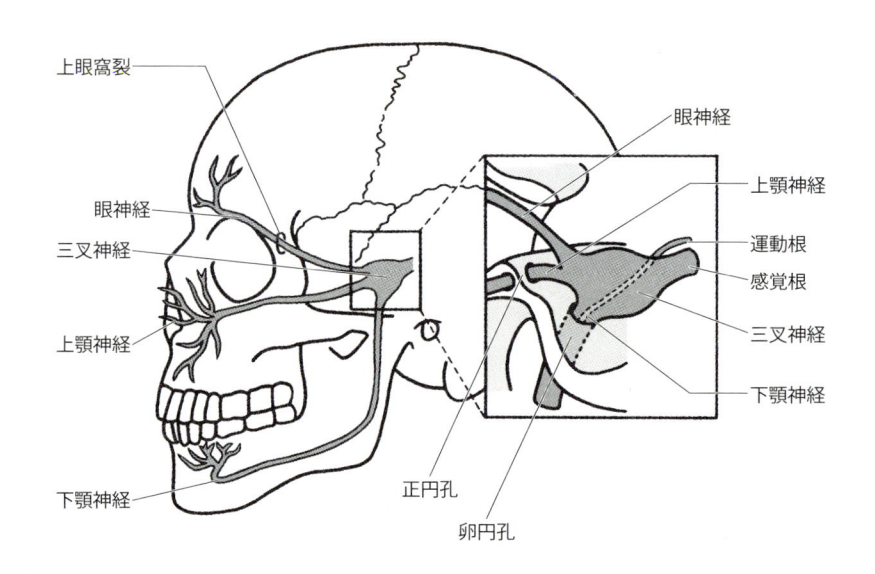

三叉神経と顎神経

第4章 脈管系・神経系・感覚器系

❖学習のポイント

頸から上の知覚は三叉神経が主につかさどる.
三叉神経の分布領域とその機能を確認しよう.
三叉神経が咀嚼筋を支配することを忘れやすいので気をつけよう.

❖必ず覚えよう

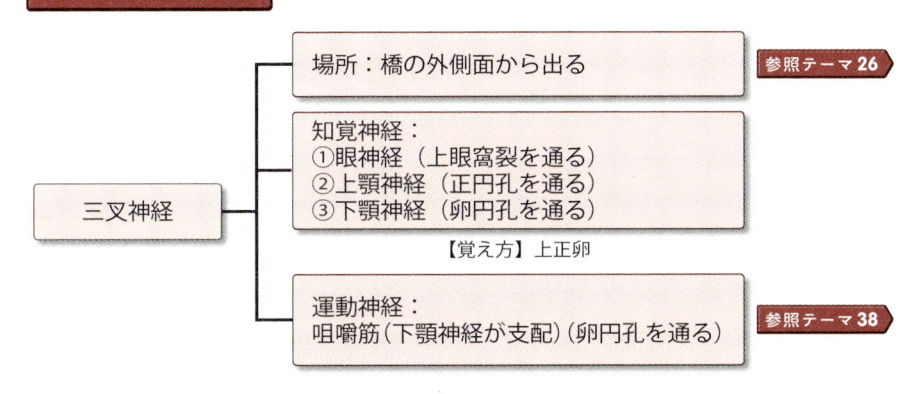

三叉神経
- 場所：橋の外側面から出る 〔参照テーマ26〕
- 知覚神経：
  ① 眼神経（上眼窩裂を通る）
  ② 上顎神経（正円孔を通る）
  ③ 下顎神経（卵円孔を通る）
  【覚え方】上正卵
- 運動神経：
  咀嚼筋（下顎神経が支配）（卵円孔を通る） 〔参照テーマ38〕

❖関連する項目

- 三叉神経は顔面の感覚に関与する.
- 三叉神経は舌粘膜の感覚（触覚）に関与する.
- 三叉神経は副交感神経線維を含まない.
- 三叉神経は鼻腔の知覚をつかさどる. 〔参照テーマ10〕
- 三叉神経は角膜の痛みを伝える.
- 上顎神経は運動線維を含まない.
- 上顎神経は翼口蓋神経節と関係する.
- 舌神経は下顎神経の枝である.
- 三叉神経の下顎神経は鼓膜張筋を支配する.

👆 第3回
脳神経と支配部位との組合せで誤っているのはどれか
1．滑車神経──外眼筋
2．三叉神経──咀嚼筋
3．顔面神経──顔面の皮膚
4．迷走神経──声帯筋
〈答え：3〉

👆 第17回
脳神経について誤っている記述はどれか
1．滑車神経は上斜筋を支配する
2．三叉神経は歯の痛覚に関与する
3．顔面神経は涙腺の分泌に関与する
4．舌咽神経は舌筋を支配する
〈答え：4〉

31 外眼筋の支配神経

：0.0%
：42.9%
：57.1%

● 過去の出題傾向

外転神経は外眼筋を支配し，運動のみに関与する？　　0回　1回　2回
滑車神経は上斜筋（外眼筋）を支配する？　　0回　2回　2回

　眼球を動かす筋肉を外眼筋といい，これらを支配する脳神経には，Ⅲ動眼神経，Ⅳ滑車神経，Ⅵ外転神経がある．Ⅲ動眼神経は上直筋，下直筋，内側直筋，下斜筋を支配し，滑車神経は上斜筋を，外転神経は外側直筋を支配する．動眼神経は運動神経と副交感神経を含み，それぞれ中脳の動眼神経核と動眼神経副核（エディンガー・ウエストファウル核：EW核）から起始する（参照テーマ33）．動眼神経は中脳の前方にある大脳脚の間から交叉せずに出て上眼窩裂を通る．動眼神経の運動線維は外眼筋以外に眼瞼筋である上眼瞼挙筋を支配し開眼させる．滑車神経は運動神経で，中脳の後面にある下丘の間から交叉して出て，前方へ回り込み上眼窩裂を通る．滑車神経が支配する上斜筋は眼窩の内上方にあり，滑車を利用して眼球を下外方に向ける．外転神経は運動神経で，橋と延髄の間から出て上眼窩裂を通る．国家試験では滑車神経や外転神経に関して問われる内容はあまり変化しないが，動眼神経に関する設問の内容はバラエティに富んでいる．

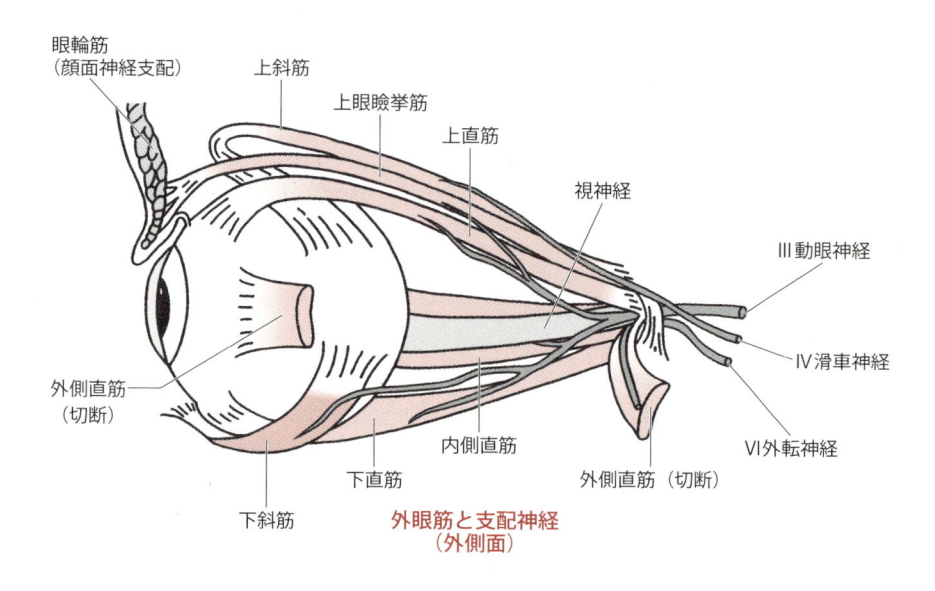

外眼筋と支配神経（外側面）

眼輪筋（顔面神経支配）／上斜筋／上眼瞼挙筋／上直筋／視神経／Ⅲ動眼神経／Ⅳ滑車神経／Ⅵ外転神経／外側直筋（切断）／外側直筋（切断）／内側直筋／下直筋／下斜筋

第 4 章　脈管系・神経系・感覚器系

❖ 学習のポイント

外眼筋とは眼球を動かすための筋で，その支配には，Ⅲ動眼神経，Ⅳ滑車神経，Ⅵ外転神経が関与している．
滑車神経や外転神経により支配される筋から覚えると覚えやすい．

❖ 必ず覚えよう

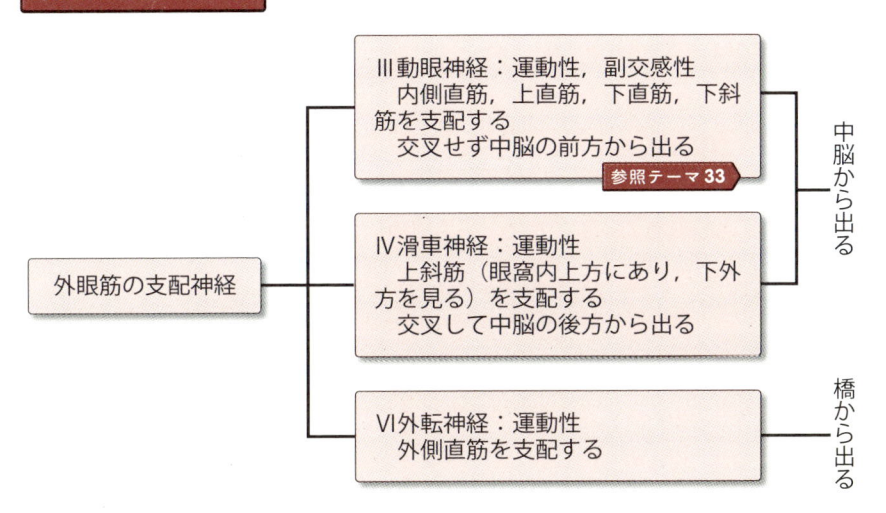

外眼筋の支配神経

- Ⅲ動眼神経：運動性，副交感性
  内側直筋，上直筋，下直筋，下斜筋を支配する
  交叉せず中脳の前方から出る
  参照テーマ 33

- Ⅳ滑車神経：運動性
  上斜筋（眼窩内上方にあり，下外方を見る）を支配する
  交叉して中脳の後方から出る

中脳から出る

- Ⅵ外転神経：運動性
  外側直筋を支配する

橋から出る

❖ 関連する項目

- 上直筋は動眼神経支配である．
- 動眼神経は運動性である．
- 動眼神経は上眼瞼挙筋（開眼）を支配する．
- 動眼神経は中脳に神経核がある．
- 動眼神経は副交感神経線維を含む．
- 動眼神経は瞳孔括約筋を支配する．
- 動眼神経は毛様体筋を支配する．
- 動眼神経に毛様体神経節がある．
- 外転神経核は橋に存在する．

参照テーマ 26

👋 第 7 回
外眼筋で滑車神経に支配されるのはどれか
1．外側直筋
2．上眼瞼挙筋
3．上直筋
4．上斜筋

〈答え：4〉

👁 第 3 回
外眼筋を支配しないのはどれか
1．視神経
2．動眼神経
3．滑車神経
4．外転神経

〈答え：1〉

㉜ 迷走神経

◎ : 0.0%
✋ : 50.0%
◉ : 50.0%

> ● 過去の出題傾向
>
> | | | | |
> |---|---|---|---|
> | 迷走神経は声帯筋（発声）を支配する？ | ◎ 0回 | ✋ 2回 | ◉ 1回 |
> | 迷走神経は混合神経か？ | ◎ 0回 | ✋ 1回 | ◉ 2回 |

　迷走神経は運動，知覚，副交感性の神経線維を含む十番目の脳神経で，延髄の後外側溝から出て頸静脈孔を通る．運動線維は咽頭筋や喉頭筋を支配する．知覚線維は外耳，咽頭や喉頭の粘膜に分布し味覚にも関与する．また，副交感線維は胸郭内の呼吸器，心臓を支配した後，食道と共に食道裂孔を通り，横行結腸までの消化器を支配する．迷走神経の一部は上喉頭神経や下喉頭神経となり喉頭部を支配するが，喉頭下方の声門を動かす筋を支配する下喉頭神経は迷走神経の枝である反回神経から来る．特に左の反回神経は大動脈弓をくぐって喉頭まで上行する．国家試験では発声に関与することと，副交感神経が腹部にまで分布することが問われやすい．

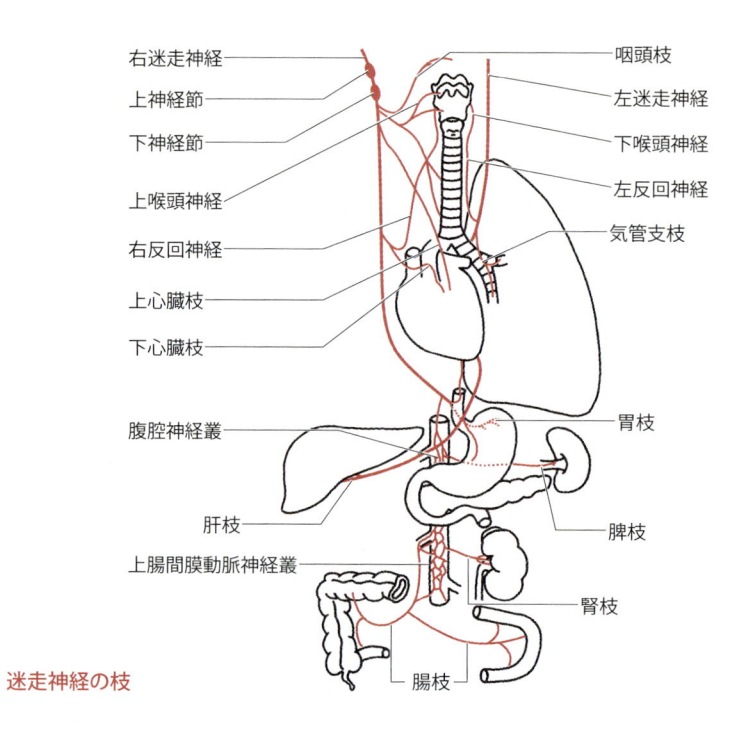

迷走神経の枝

第 4 章　脈管系・神経系・感覚器系

✣ 学習のポイント

迷走神経は運動性，知覚性，副交感性の神経線維を含むことを確認しよう．
迷走神経は腹部の内臓まで分布する脳神経である．
迷走神経の枝である反回神経が発声を支配するが，神経の走行も理解しよう．

✣ 必ず覚えよう

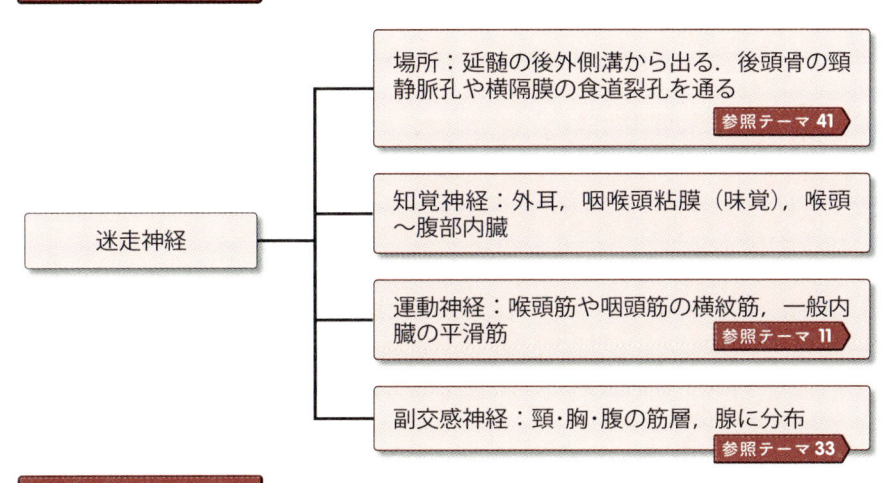

迷走神経
- 場所：延髄の後外側溝から出る．後頭骨の頸静脈孔や横隔膜の食道裂孔を通る　参照テーマ 41
- 知覚神経：外耳，咽喉頭粘膜（味覚），喉頭〜腹部内臓
- 運動神経：喉頭筋や咽頭筋の横紋筋，一般内臓の平滑筋　参照テーマ 11
- 副交感神経：頸・胸・腹の筋層，腺に分布　参照テーマ 33

✣ 関連する項目

- 外耳道には迷走神経が分布する．
- 迷走神経核は延髄にある．　参照テーマ 26
- 迷走神経は運動線維を含む．
- 反回神経は食道と気管の間の側面を上行する．
- 迷走神経の随意運動は咽頭までで，それ以下の臓器は知覚と副交感神経の支配のみ．

第19回
脳神経とその機能との組合せで正しいのはどれか
1．上顎神経――嚥下運動
2．顔面神経――顔面の感覚
3．舌咽神経――舌の運動
4．迷走神経――発声

〈答え：4〉

第18回
頭部において迷走神経が分布するのはどれか
1．耳下腺
2．外耳道
3．鼓室
4．鼓膜張筋

〈答え：2〉

33 副交感神経を含む脳神経

◎ : 7.1%
🖐 : 35.7%
◉ : 57.1%

過去の出題傾向

設問	◎	🖐	◉
顔面神経は副交感神経線維を含む？	0回	0回	3回
顔面神経は涙腺の分泌に関与する？	1回	2回	0回
舌咽神経は脳神経で副交感神経線維を含む？	0回	1回	2回
動眼神経は副交感神経線維を含む？	0回	2回	3回

　副交感神経を含む脳神経は主に４つで，Ⅲ動眼神経，Ⅶ顔面神経，Ⅸ舌咽神経，Ⅹ迷走神経である．Ⅲ動眼神経の副交感神経は動眼神経副核（エディンガー・ウエストファウル核：EW核）から起始し，内眼筋である瞳孔括約筋，毛様体筋を支配する．Ⅶ顔面神経の副交感神経は，涙腺，鼻粘膜腺，顎下腺，舌下腺の分泌を支配する．Ⅸ舌咽神経の副交感神経は耳下腺の分泌を支配する．Ⅹ迷走神経の副交感神経は呼吸器，心臓，横行結腸までの消化器を支配する．国家試験で脳神経は，どこから出題されても不思議でないほど大切である．また下記【覚え方】の方法で覚えると，脳神経は覚えやすい．

脳神経		運動神経	知覚神経	副交感神経	（神経が出る）場所
Ⅰ	嗅神経		■		大脳
Ⅱ	視神経		■		間脳
Ⅲ	動眼神経	●		★	中脳
Ⅳ	滑車神経	●			
Ⅴ	三叉神経	●	■		橋
Ⅵ	外転神経	●			
Ⅶ	顔面神経	●	■	★	
Ⅷ	内耳神経		■		
Ⅸ	舌咽神経	●	■	★	延髄
Ⅹ	迷走神経	●	■	★	
Ⅺ	副神経	●			
Ⅻ	舌下神経	●			

副交感神経支配

【覚え方】
　副交感神経を含む脳神経をⅢ，Ⅶ，Ⅹ，Ⅸ（ミ，ナ，ト，ク）と覚える．
　また，脳神経12種の性質を覚えるには，運動神経を⑤，知覚を③，副交感神経を②と任意に数字を当てはめて，Ⅰ3，Ⅱ3，Ⅲ7，Ⅳ5，Ⅴ8，Ⅵ5，Ⅶ10，Ⅷ3，Ⅸ10，Ⅹ10，Ⅺ5，Ⅻ5（さぁさぁなごやのごとうさん，とうといこう）と覚える．
　例えば，Ⅲの動眼神経は⑦であるが，動眼神経が運動神経⑤と副交感神経②の性質を持っているので，⑤＋②＝⑦となる．

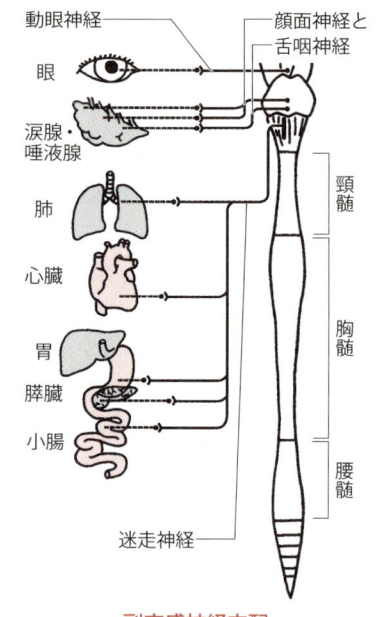

第4章 脈管系・神経系・感覚器系

❖学習のポイント

各脳神経の副交感神経が何を支配しているか確認しよう．
副交感神経を含む脳神経だけではなく，脳神経の特徴を全部理解しよう．

❖必ず覚えよう

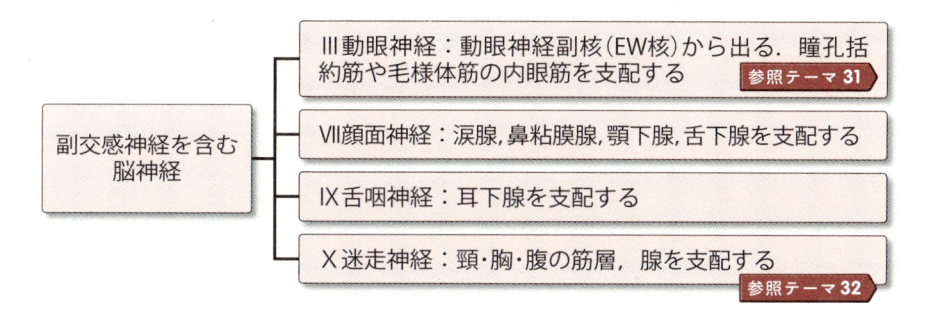

副交感神経を含む脳神経
- Ⅲ動眼神経：動眼神経副核(EW核)から出る．瞳孔括約筋や毛様体筋の内眼筋を支配する　参照テーマ31
- Ⅶ顔面神経：涙腺，鼻粘膜腺，顎下腺，舌下腺を支配する
- Ⅸ舌咽神経：耳下腺を支配する
- Ⅹ迷走神経：頸・胸・腹の筋層，腺を支配する　参照テーマ32

❖関連する項目 【副交感神経を含む脳神経のその他の特徴】

Ⅲ	動眼神経	中脳の前方から出て交叉せず上眼窩裂を通る．毛様体神経節を持つ． 運動神経（動眼神経核から）：上直筋，下直筋，内側直筋，下斜筋，上眼瞼挙筋を支配する．
Ⅶ	顔面神経	耳下腺を貫く．膝神経節をもつ．内耳孔へ入り顔面神経管を通る． 運動神経（茎乳突孔を出る）：表情筋，広頸筋を支配する． 知覚神経：舌の前3分の2の味覚→鼓索神経→孤束核に入る．
Ⅸ	舌咽神経	舌粘膜の感覚に関与．延髄の後外側溝から出て頸静脈孔を通る． 運動神経：咽頭筋に分布し嚥下にかかわる． 知覚神経：舌の後3分の1の味覚→孤束核．頸動脈小体に関与する．
Ⅹ	迷走神経	延髄の後外側溝から出て頸静脈孔．横隔膜の食道裂孔を通る．胸部や腹部にまで分布する．外耳道にも分布する． 運動神経：咽頭筋や喉頭筋を支配する（発声に関与）． 知覚神経：外耳，咽喉頭粘膜の味覚に関与→孤束核に入る．

第18回
脳神経において副交感性の線維を含むのはどれか
1．動眼神経
2．滑車神経
3．眼神経
4．外転神経

〈答え：1〉

第15回
副交感神経線維を含まないのはどれか
1．動眼神経
2．三叉神経
3．顔面神経
4．迷走神経

〈答え：2〉

34 錐体路

⊘ : 57.1%
✋ : 14.3%
◉ : 28.6%

● 過去の出題傾向

大脳脚（中脳）には錐体路が通る？	⊘ 2回	✋ 0回	◉ 1回
内包には錐体路が通る？	⊘ 2回	✋ 1回	◉ 1回

　錐体路とは大脳の中心前回（前頭葉）から起こり，骨格筋を支配する下行性伝導路のことで，随意運動に関係する．錐体路には大脳皮質から脳神経の運動に関係する皮質延髄路と，大脳皮質から脊髄神経の運動に関係する皮質脊髄路がある．皮質延髄路の伝導路は，大脳皮質における中心前回から，大脳髄質の視床，尾状核，レンズ核に囲まれた内包，中脳の大脳脚，橋の橋底部を下行した後，ほとんどが交叉し，主に脳神経となる．皮質脊髄路の伝導路は，橋の橋底部まで皮質延髄路と同様の場所を通り，延髄の前方にある錐体交叉で大部分が交叉した後，脊髄の側索を下行し前角細胞で末梢神経になる．また延髄で交叉しなかった一部の神経線維はそのまま脊髄の前索を下行し，脊髄から出る直前に白交連で交叉し，反対側の前角細胞を介して末梢神経となる．国家試験では錐体路が通る部位が問われ，対する錐体外路では中継する神経核が問われやすい．

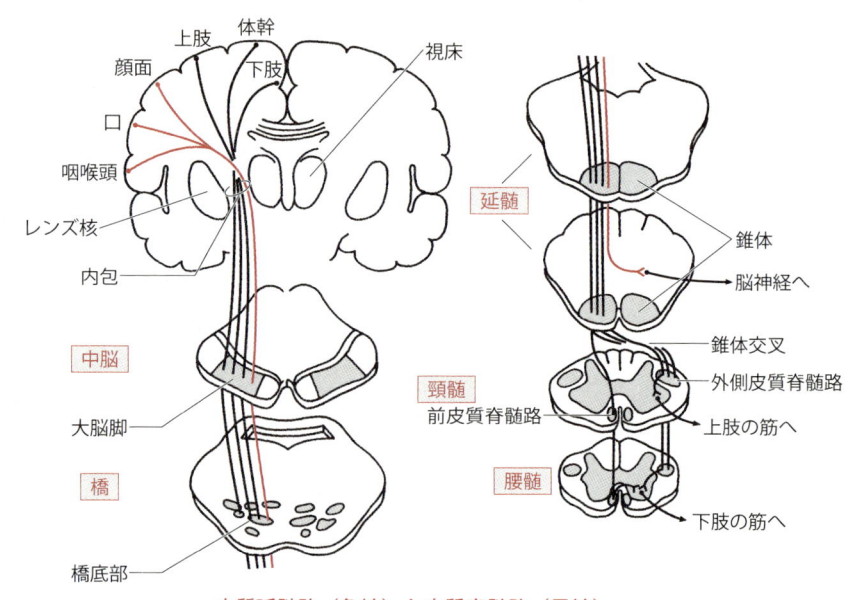

皮質延髄路（色線）と皮質脊髄路（黒線）

第 **4** 章　脈管系・神経系・感覚器系

✤学習のポイント

錐体路とは大脳の中心前回から骨格筋へ向かう随意運動の伝導路である．
皮質延髄路（皮質核路）と皮質脊髄路の経路がある．
下行性の伝導路は主に中枢神経の腹側を通ることをイメージしよう．

✤必ず覚えよう

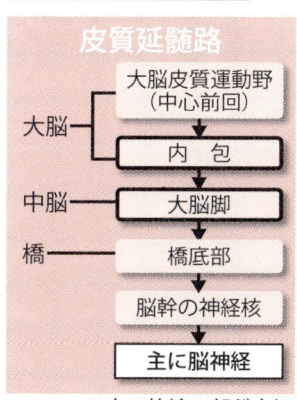

皮質延髄路

大脳 ─ 大脳皮質運動野（中心前回）
　　　　↓
　　　　内包
中脳 ─ 大脳脚
　　　　↓
橋　─ 橋底部
　　　　↓
　　　　脳幹の神経核
　　　　↓
　　　　主に脳神経

※太い枠線の部が大切

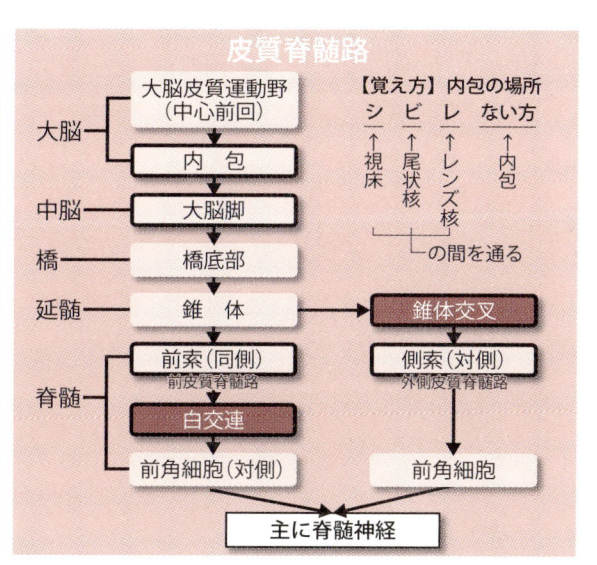

皮質脊髄路

大脳 ─ 大脳皮質運動野（中心前回）
　　　　↓
　　　　内包
中脳 ─ 大脳脚
　　　　↓
橋　─ 橋底部
　　　　↓
延髄 ─ 錐体 ───────→ 錐体交叉
　　　　↓　　　　　　　　↓
脊髄 ─ 前索（同側）　　 側索（対側）
　　　 前皮質脊髄路　　　外側皮質脊髄路
　　　　↓
　　　 白交連
　　　　↓
　　　 前角細胞（対側）　 前角細胞
　　　　　　　↓
　　　　　　主に脊髄神経

【覚え方】内包の場所
シ　ビ　レ　ない方
↑　↑　↑　↑
視　尾　レ　内
床　状　ン　包
　　核　ズ
　　　　核
└──の間を通る──┘

✤関連する項目

- 延髄の錐体は錐体路である．
- 錐体路は下行性伝導路である．
- 錐体交叉には錐体路が通る．
- 脊髄の側索は錐体路である．
- 前頭葉（中心前回）は錐体路が起始する．

【参考】錐体外路系に関与するもの
線条体（尾状核とレンズ核の被殻），中脳の赤核と黒質，延髄のオリーブ核，脳幹の網様体，など

⊘ 第14回
錐体路を構成しないのはどれか
1．中心前回
2．内包
3．大脳脚
4．脊髄後索

〈答え：4〉

◎ 第9回
錐体路が通らない脳の部位はどれか
1．脳梁
2．内包
3．大脳脚
4．錐体交叉

〈答え：1〉

35 コルチ器（ラセン器）

◎ : 12.5%
✋ : 50.0%
◉ : 37.5%

● 過去の出題傾向

コルチ器は蝸牛管の中にある？	◎ 1回	✋ 2回	◉ 0回
コルチ器は聴覚器か？	◎ 1回	✋ 1回	◉ 1回
蝸牛（管）は聴覚に関与する？	◎ 0回	✋ 3回	◉ 3回
蝸牛は内耳にある？	◎ 0回	✋ 2回	◉ 2回

　含気骨である側頭骨の中に平衡聴覚器が収まる．側頭骨内にある内耳の空間を「骨迷路」といい，外リンパ液が満たす．骨迷路の中に骨迷路と同様な形で収まる中腔性の組織を「膜迷路」といい，中は内リンパ液で満たされる．聴覚器では骨迷路を蝸牛，膜迷路を蝸牛管と呼ぶ．蝸牛は蝸牛管を挟んで上を前庭階，下を鼓室階と呼び，前庭階の入り口である前庭窓（卵円窓）から入った音の振動は折り返し，鼓室階へと伝わり，蝸牛窓（正円窓）で終わる．その間に伝わった振動が蝸牛管内の床面にあるコルチ器（ラセン器）の有毛細胞を振動させ，音として感じる．コルチ器の有毛細胞の先端には蓋膜（がいまく）という重りが乗る．コルチ器から音を伝える蝸牛神経は蝸牛管内のラセン神経節を経て，前庭神経とともに内耳神経と呼ばれ，中枢に向かう．音の振動の伝播順序は，鼓膜→耳小骨→前庭窓→前庭階→蝸牛頂→鼓室階→蝸牛窓である．国家試験ではコルチ器が中心に問われる．加速度を感じる受容器もコルチ器と同様に，有毛細胞の先端に重りが乗る構造である．また聴覚器では外耳と中耳の特徴も重要である．

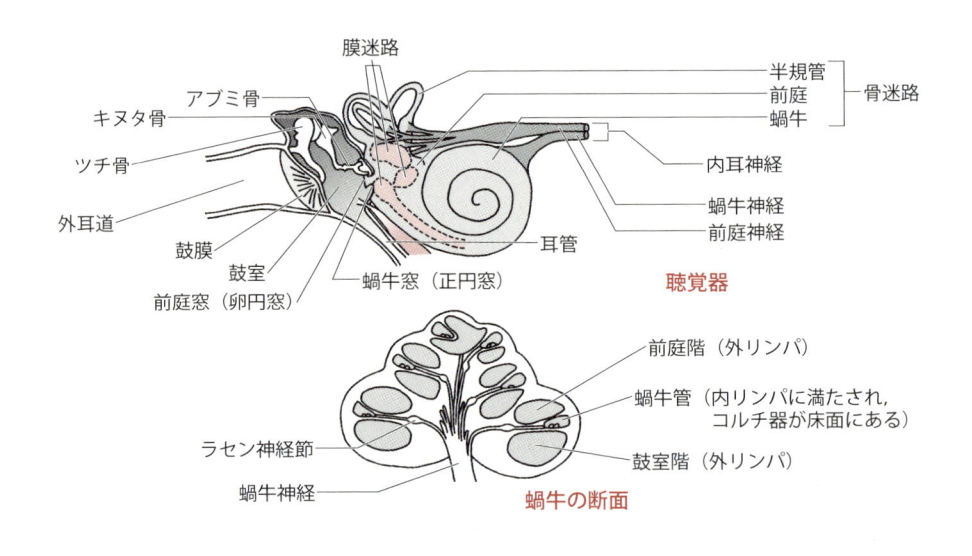

聴覚器

蝸牛の断面

第 **4** 章　脈管系・神経系・感覚器系

✤ 学習のポイント

蝸牛の中の蝸牛管をとりまく構造を理解しよう．
外耳や中耳も含めると聴覚器は出題範囲が広くなるので要注意．
骨迷路と膜迷路の違いを確認しよう．

✤ 必ず覚えよう

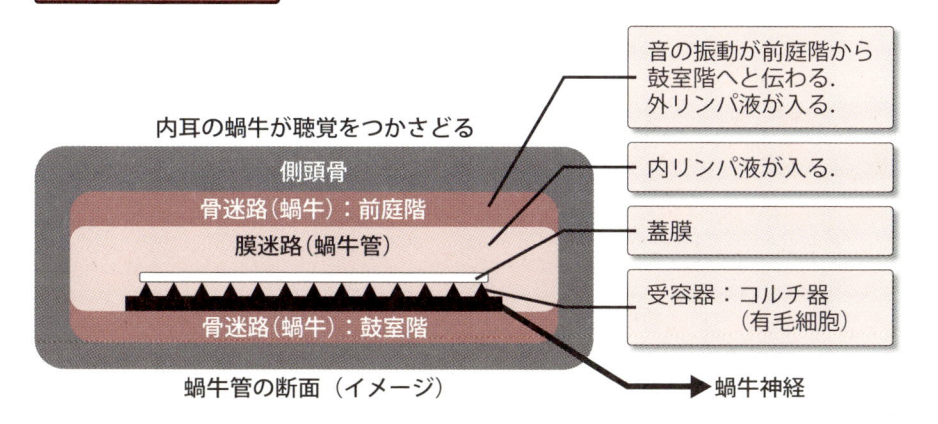

内耳の蝸牛が聴覚をつかさどる

側頭骨
骨迷路（蝸牛）：前庭階 ── 音の振動が前庭階から鼓室階へと伝わる．外リンパ液が入る．
膜迷路（蝸牛管) ── 内リンパ液が入る．
　　　　　　　　── 蓋膜
　　　　　　　　── 受容器：コルチ器（有毛細胞）
骨迷路（蝸牛）：鼓室階
　　　　　　　　── 蝸牛神経

蝸牛管の断面（イメージ）

✤ 関連する項目

- コルチ器（ラセン器）は内耳にある．
- コルチ器から蝸牛神経が出る．
- 外リンパは骨迷路と膜迷路の間を満たす．
- 鼓室階の内部は外リンパ液で満たされている．
- 鼓室階の内部には有毛細胞がない．
- 聴覚伝導路に間脳の視床で内側膝状体が関与する．
- 内耳は側頭骨の錐体の中にある．
- 内耳神経は蝸牛神経と前庭神経からなる．

🖐 第12回
コルチ器があるのはどれか
　1．卵形嚢
　2．半規管
　3．蝸牛管
　4．耳管
　　　　　　　　　〈答え：3〉

◎ 第11回
聴覚に関与しないのはどれか
　1．蝸牛
　2．三半規管
　3．耳小骨
　4．鼓膜
　　　　　　　　　〈答え：2〉

第4章 補講

● 血管や神経は，次々とつながるように覚えよう！

全身を張りめぐらされた血管や神経を学習することは大変です。でも、文字だけで覚えるより、図もあわせて理解することで位置や走行の特徴がつかみやすくなります。例えば血管は左右対称なのかどうか、また動脈と静脈は伴行しているかどうかで重要度が変わります。血管は分布領域、神経は機能と起始部位と伝導路を覚えよう。特に脳神経は要チェック！

動脈系（体循環）のまとめ

【頸部・頭部】

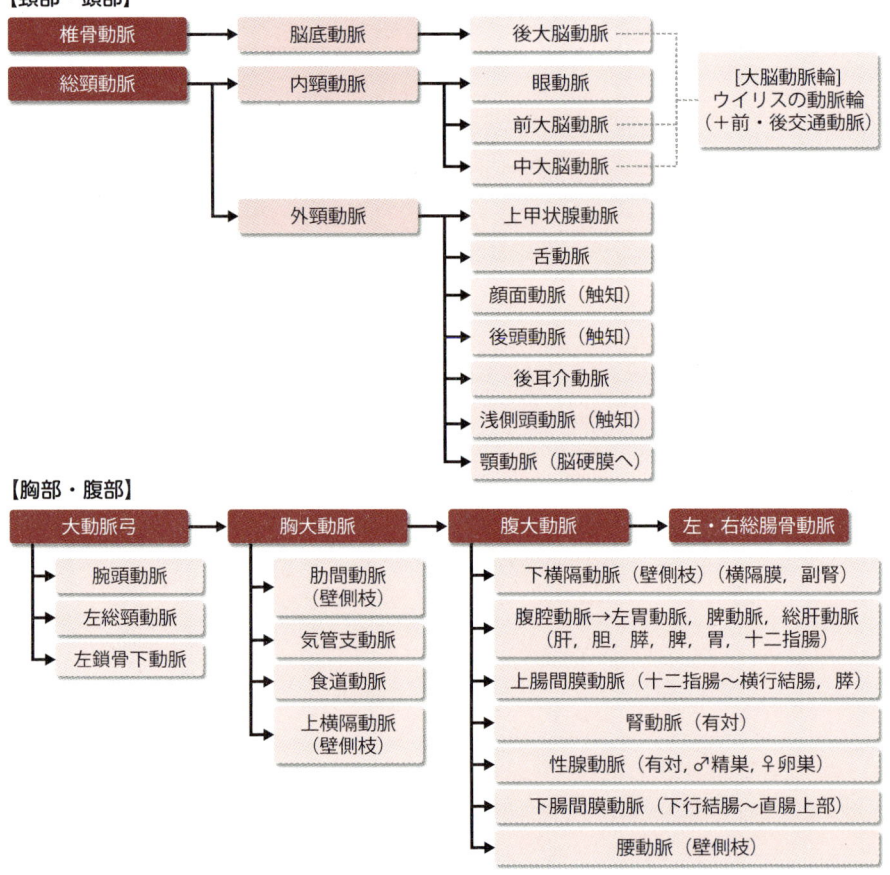

- 椎骨動脈 → 脳底動脈 → 後大脳動脈
- 総頸動脈 → 内頸動脈 → 眼動脈
  - → 前大脳動脈
  - → 中大脳動脈

［大脳動脈輪］ウイリスの動脈輪（＋前・後交通動脈）

- → 外頸動脈 → 上甲状腺動脈
  - → 舌動脈
  - → 顔面動脈（触知）
  - → 後頭動脈（触知）
  - → 後耳介動脈
  - → 浅側頭動脈（触知）
  - → 顎動脈（脳硬膜へ）

【胸部・腹部】

- 大動脈弓 → 胸大動脈 → 腹大動脈 → 左・右総腸骨動脈
  - 腕頭動脈
  - 左総頸動脈
  - 左鎖骨下動脈
- 胸大動脈
  - 肋間動脈（壁側枝）
  - 気管支動脈
  - 食道動脈
  - 上横隔動脈（壁側枝）
- 腹大動脈
  - 下横隔動脈（壁側枝）（横隔膜，副腎）
  - 腹腔動脈 → 左胃動脈，脾動脈，総肝動脈（肝，胆，膵，脾，胃，十二指腸）
  - 上腸間膜動脈（十二指腸〜横行結腸，膵）
  - 腎動脈（有対）
  - 性腺動脈（有対，♂精巣，♀卵巣）
  - 下腸間膜動脈（下行結腸〜直腸上部）
  - 腰動脈（壁側枝）

第4章 脈管系・神経系・感覚器系

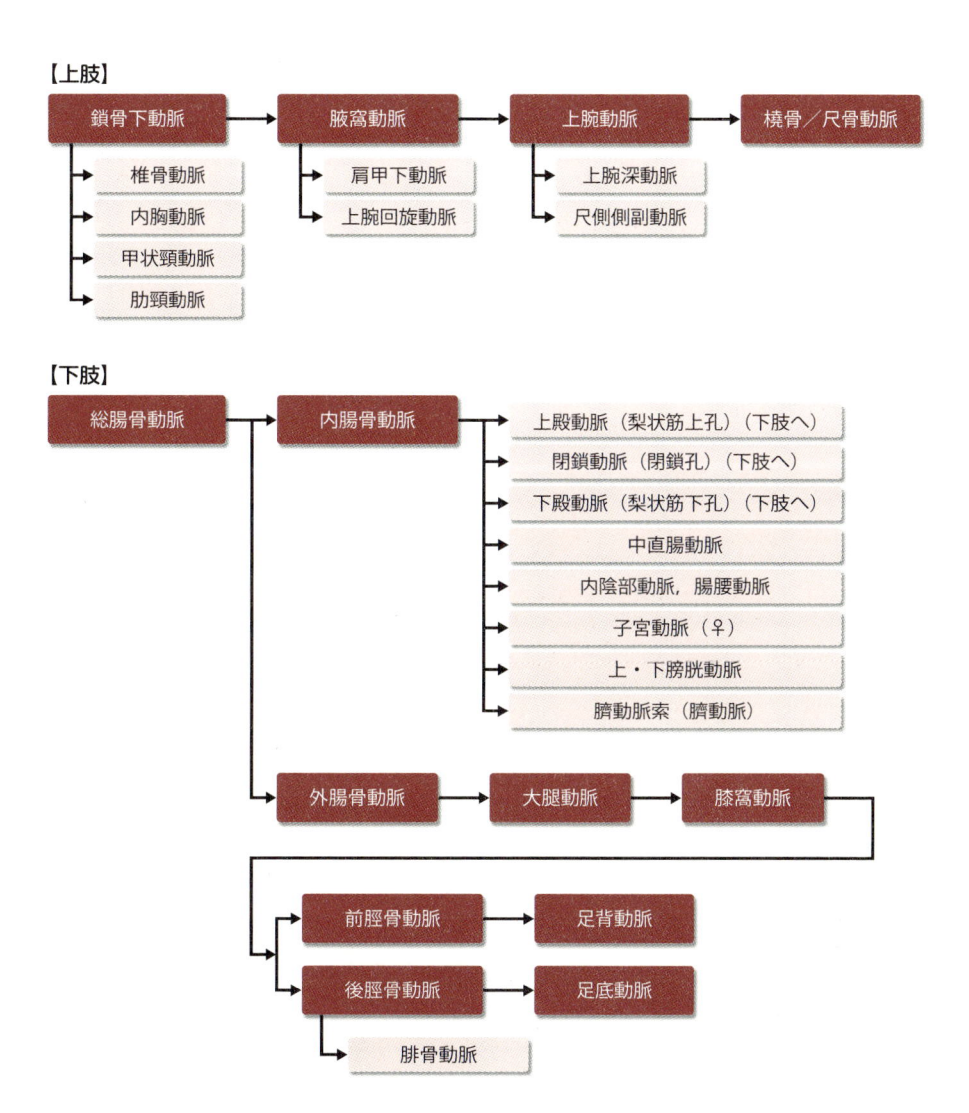

【上肢】

- 鎖骨下動脈 → 腋窩動脈 → 上腕動脈 → 橈骨／尺骨動脈
  - 鎖骨下動脈の枝：椎骨動脈、内胸動脈、甲状頸動脈、肋頸動脈
  - 腋窩動脈の枝：肩甲下動脈、上腕回旋動脈
  - 上腕動脈の枝：上腕深動脈、尺側側副動脈

【下肢】

- 総腸骨動脈 → 内腸骨動脈
  - 上殿動脈（梨状筋上孔）（下肢へ）
  - 閉鎖動脈（閉鎖孔）（下肢へ）
  - 下殿動脈（梨状筋下孔）（下肢へ）
  - 中直腸動脈
  - 内陰部動脈，腸腰動脈
  - 子宮動脈（♀）
  - 上・下膀胱動脈
  - 臍動脈索（臍動脈）

- 総腸骨動脈 → 外腸骨動脈 → 大腿動脈 → 膝窩動脈
  - 前脛骨動脈 → 足背動脈
  - 後脛骨動脈 → 足底動脈
    - 腓骨動脈

支配神経別の主な筋（頭部，体幹）

神経	筋	分類
三叉神経（下顎神経）	顎舌骨筋	舌骨上筋
	外側翼突筋	咀嚼筋
	咬筋	咀嚼筋
	側頭筋	咀嚼筋
	内側翼突筋	咀嚼筋
	顎二腹筋〔前腹〕	舌骨上筋
顔面神経	広頚筋	浅頚筋
	茎突舌骨筋	舌骨上筋
	顎二腹筋〔後腹〕	舌骨上筋
	後頭前頭筋	浅頭筋
	眼輪筋	浅頭筋
（頬筋枝）	口輪筋	浅頭筋
（頬筋枝）	頬筋	浅頭筋
副神経	胸鎖乳突筋	浅頚筋
	僧帽筋	浅背筋
舌下神経	オトガイ舌骨筋	舌骨上筋
頚神経の前枝	前頭直筋	椎前筋
	外側頭直筋	椎前筋
頚神経叢	頚長筋	椎前筋
	頭長筋	椎前筋
	前斜角筋	深頚筋
	中斜角筋	深頚筋
	後斜角筋	深頚筋
	肩甲挙筋	浅背筋
	胸鎖乳突筋	浅頚筋
	僧帽筋	浅背筋
（横隔神経）	横隔膜	横隔膜
頚神経ワナ	胸骨舌骨筋	舌骨下筋
	肩甲舌骨筋	舌骨下筋
	胸骨甲状筋	舌骨下筋
	甲状舌骨筋	舌骨下筋
肩甲上神経	棘上筋	上肢帯筋
	棘下筋	上肢帯筋
肩甲下神経	大円筋	上肢帯筋
	肩甲下筋	上肢帯筋
肩甲背神経	小菱形筋	浅背筋
	大菱形筋	浅背筋
	肩甲挙筋	浅背筋
内，外側胸筋神経	大胸筋	浅胸筋
	小胸筋	浅胸筋
胸背神経	広背筋	浅背筋
長胸神経	前鋸筋	浅胸筋
肋下神経	錘体筋	前腹筋
肋間神経	外肋間筋	深胸筋
	内肋間筋	深胸筋
	最内肋間筋	深胸筋
	肋下筋	深胸筋
	胸横筋	深胸筋
	上後鋸筋	深背筋
	下後鋸筋	深背筋
	外腹斜筋	側腹筋
	腹直筋	前腹筋
+（腸骨鼡径N，腸骨下腹N）	内腹斜筋	側腹筋
+（腸骨鼡径N，腸骨下腹N）	腹横筋	側腹筋
脊髄神経後枝	大後頭直筋	後頭下筋
	小後頭直筋	後頭下筋
	上頭斜筋	後頭下筋
	下頭斜筋	後頭下筋
	肋骨挙筋	深胸筋
	頭板状筋	深背筋
	頚板状筋	深背筋
	腸肋筋（起立筋・外）	深背筋
	最長筋（起立筋・中）	深背筋
	棘筋（起立筋・内）	深背筋
	横突棘筋	深背筋
	横突間筋	深背筋
	半棘筋（頭・頚・胸）	深背筋
	多裂筋	深背筋
	回旋筋	深背筋
	棘間筋	深背筋
腰神経叢	小腰筋	内寛骨筋
	腰方形筋	後腹筋
	腸骨筋	内寛骨筋
	大腰筋	内寛骨筋
仙骨神経叢	梨状筋	外寛骨筋
	内閉鎖筋	外寛骨筋
	双子筋〔上・下〕	外寛骨筋
（坐骨神経）	大腿方形筋	外寛骨筋

〔注〕N＝神経

支配神経別の筋（上肢）

鎖骨下筋神経	鎖骨下筋	浅胸筋
腋窩神経	三角筋 小円筋	上肢帯筋 上肢帯筋
筋皮神経	烏口腕筋 上腕二頭筋 上腕筋	上腕屈筋 上腕屈筋 上腕屈筋
尺骨神経	尺側手根屈筋 母指内転筋 短母指屈筋 小指外転筋 小指対立筋 短小指屈筋 掌側骨間筋 背側骨間筋 深指屈筋 第3,4虫様筋 短掌筋	前腕屈筋 母指球筋 母指球筋 小指球筋 小指球筋 小指球筋 中手筋 中手筋 前腕屈筋 中手筋 小指球筋
(C8, T1)		
橈骨神経	上腕三頭筋 肘筋 腕橈骨筋 長橈側手根伸筋 短橈側手根伸筋 総指伸筋 小指伸筋 尺側手根伸筋 回外筋 長母指外転筋 短母指伸筋 長母指伸筋 示指伸筋	上腕伸筋 上腕伸筋 前腕伸筋 前腕伸筋 前腕伸筋 前腕伸筋 前腕伸筋 前腕伸筋 前腕伸筋 前腕伸筋 前腕伸筋 前腕伸筋 前腕伸筋
正中神経	円回内筋 橈側手根屈筋 長掌筋 浅指屈筋 長母指屈筋 方形回内筋 短母指外転筋 母指対立筋 短母指屈筋 深指屈筋 第1,2虫様筋	前腕屈筋 前腕屈筋 前腕屈筋 前腕屈筋 前腕屈筋 前腕屈筋 母指球筋 母指球筋 母指球筋 前腕屈筋 中手筋

支配神経別の筋（下肢）

上殿神経	大腿筋膜張筋 中殿筋 小殿筋	外寛骨筋 外寛骨筋 外寛骨筋
下殿神経	大殿筋	外寛骨筋
閉鎖神経	外閉鎖筋 薄筋 長内転筋 短内転筋 恥骨筋 大内転筋	大腿内転筋 大腿内転筋 大腿内転筋 大腿内転筋 大腿内転筋 大腿内転筋
大腿神経	縫工筋 大腿直筋 外側広筋 内側広筋 中間広筋 膝関節筋 恥骨筋	大腿伸筋 大腿伸筋 大腿伸筋 大腿伸筋 大腿伸筋 大腿伸筋 大腿内転筋
脛骨神経	半腱様筋 半膜様筋 腓腹筋 ヒラメ筋 足底筋 膝窩筋 長母趾屈筋 長指屈筋 後脛骨筋 虫様筋 大腿二頭筋〔長頭〕	大腿屈筋 大腿屈筋 下腿屈筋 下腿屈筋 下腿屈筋 下腿屈筋 下腿屈筋 下腿屈筋 下腿屈筋 中足筋 大腿屈筋
(総腓骨神経) (外側足底神経) (外側足底神経) (外側足底神経) (外側足底神経) (外側足底神経) (外側足底神経) (内側足底神経) (内側足底神経) (内側足底神経)	大腿二頭筋〔短頭〕 母趾内転筋 小趾外転筋 短小趾屈筋 足底方形筋 背側骨間筋 底側骨間筋 母趾外転筋 短母趾屈筋 短指屈筋	大腿屈筋 母趾球筋 小趾球筋 小趾球筋 中足筋 中足筋 中足筋 母趾球筋 母趾球筋 中足筋
浅腓骨神経	長腓骨筋 短腓骨筋	腓骨筋 腓骨筋
深腓骨神経	前脛骨筋 長指伸筋 第3腓骨筋 長母趾伸筋 短母趾伸筋 短趾伸筋	下腿伸筋 下腿伸筋 下腿伸筋 下腿伸筋 足背筋 足背筋

第5章
運動器・体表解剖

- テーマ36　肩甲骨
- テーマ37　大腿骨
- テーマ38　顎関節
- テーマ39　足関節とショパール関節
- テーマ40　胸鎖乳突筋
- テーマ41　横隔膜
- テーマ42　脊柱起立筋
- テーマ43　鼠径靱帯と鼠径管
- テーマ44　三角（頸部）
- テーマ45　三角（大腿）
- テーマ46　手根管
- テーマ47　大坐骨孔
- テーマ48　出題されやすい穴と管
- テーマ49　出題されやすい血管と神経
- テーマ50　体表から触知できる主なもの

36 肩甲骨

🖋 : 0.0%
✋ : 45.5%
◎ : 54.5%

過去の出題傾向

上腕二頭筋短頭は肩甲骨烏口突起から起始する？	🖋 0回	✋ 0回	◎ 3回
前鋸筋は肩甲骨（内側縁）に停止する？	🖋 0回	✋ 3回	◎ 1回
肩甲骨の肩峰は体表から触れられる？	🖋 0回	✋ 2回	◎ 2回

　肩甲骨は逆三角形をした扁平骨で，肩鎖関節で固定されるだけで体幹には直接関節しない．三角形の頂点にあたる部は上角，下角，外側角で，頂点を結ぶ上縁，内側縁，外側縁がある．肩甲骨に存在する主な部位には，肩峰，烏口突起，肩甲切痕，肩甲棘，棘上窩，棘下窩，肩甲下窩，関節窩，関節上結節，関節下結節がある．上腕骨との肩関節は多軸性の球関節で，線維軟骨でできた関節唇をもつ．肩鎖関節は無軸性の平面関節（半関節）で，関節円板がある．国家試験では肩甲骨に付着する筋肉と，その付着部位を問われることが多く，次に触知できる部位が問われる．

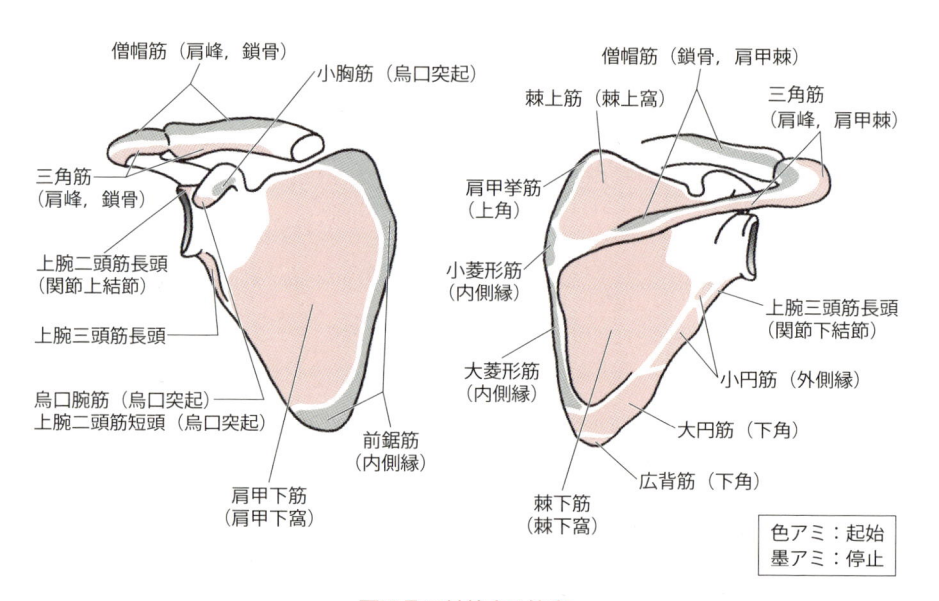

肩甲骨に付着する筋肉

僧帽筋（肩峰，鎖骨）
小胸筋（烏口突起）
三角筋（肩峰，鎖骨）
上腕二頭筋長頭（関節上結節）
上腕三頭筋長頭
烏口腕筋（烏口突起）
上腕二頭筋短頭（烏口突起）
前鋸筋（内側縁）
肩甲下筋（肩甲下窩）

僧帽筋（鎖骨，肩甲棘）
棘上筋（棘上窩）
三角筋（肩峰，肩甲棘）
肩甲挙筋（上角）
小菱形筋（内側縁）
上腕三頭筋長頭（関節下結節）
大菱形筋（内側縁）
小円筋（外側縁）
大円筋（下角）
広背筋（下角）
棘下筋（棘下窩）

色アミ：起始
墨アミ：停止

第5章 運動器・体表解剖

♣ 学習のポイント

体表から触れることができる代表的な肩峰から確認していこう．
烏口突起や内側縁に付着する筋を中心に理解しよう．

♣ 必ず覚えよう

肩甲骨の主な筋の付着部【★印が特に重要】

部　位	起停	筋　　名	分　類
肩峰, 肩甲棘	起	三角筋	上肢帯筋
肩峰, 肩甲棘基部	停	僧帽筋	浅背筋
烏口突起(★)	起	烏口腕筋	上腕屈筋
	起	上腕二頭筋（短頭）	上腕屈筋
	起	肩甲舌骨筋（下腹）	舌骨下筋
	停	小胸筋	浅胸筋
棘上窩	起	棘上筋	上肢帯筋
棘下窩	起	棘下筋	上肢帯筋
上角	停	肩甲挙筋	浅背筋

部　位	起停	筋　　名	分　類
下角	起	大円筋	上肢帯筋
	起	広背筋	浅背筋
外側縁	起	小円筋	上肢帯筋
内側縁	停	小菱形筋（上角～肩甲棘根部）	浅背筋
	停	大菱形筋（肩甲棘～下角）	浅背筋
（前面）(★)	停	前鋸筋	浅胸筋
肩甲下窩	起	肩甲下筋	上肢帯筋
関節上結節	起	上腕二頭筋（長頭）	上腕屈筋
関節下結節	起	上腕三頭筋（長頭）	上腕伸筋

♣ 関連する項目

- 棘上筋・棘下筋・小円筋・肩甲下筋の腱が肩関節包に癒合して回旋筋腱板を構成し，関節を補強する．

- 触知できる主なもの：肩甲棘，内側縁，下角，烏口突起，肩峰

  参照テーマ50

- 体表から触れないもの：肩甲下窩

◎ 第13回
前鋸筋の停止部はどれか
1．棘上窩
2．棘下窩
3．肩甲骨の外側縁
4．肩甲骨の内側縁
〈答え：4〉

◎ 第5回
肩甲骨の部位で体表から触れないのはどれか
1．肩峰
2．烏口突起
3．肩甲棘
4．肩甲下窩
〈答え：4〉

37 大腿骨

◯ : 4.3%
✋ : 56.5%
◉ : 39.1%

● 過去の出題傾向

大腿骨の後面には粗線がある？	◯ 0回	✋ 2回	◉ 1回
小殿筋，中殿筋，梨状筋は大腿骨の大転子に停止する？	◯ 0回	✋ 10回	◉ 4回
大内転筋は大腿骨粗線に停止する？	◯ 1回	✋ 0回	◉ 2回
大腿骨の小転子は体表から触れられない？	◯ 0回	✋ 4回	◉ 2回

　大腿骨は最も大きな長骨である．上端には大腿骨頭があり，その付け根はくびれていて大腿骨頸という．大腿骨頭の外側を大転子，内側を小転子という．大腿骨頭と寛骨臼でできた股関節は，多軸性の臼状関節で線維軟骨の関節唇を持つ．股関節には，大腿骨頭靭帯（関節内靭帯）がある．下端の膝関節は1軸性の蝶番関節（もしくは顆状関節）で，大腿骨の膝蓋面は鞍関節である．膝関節は大腿骨，脛骨，膝蓋骨で構成される（腓骨は関与しない）．国家試験では大腿骨に付着する筋と付着部を問われることが多く，次に触知できる部が問われる．なかでも大転子は筋の付着，小転子は触知できないことが出題されやすい．また大腿後面には粗線がみられ，内側唇と外側唇それぞれに付着する筋も重要である．

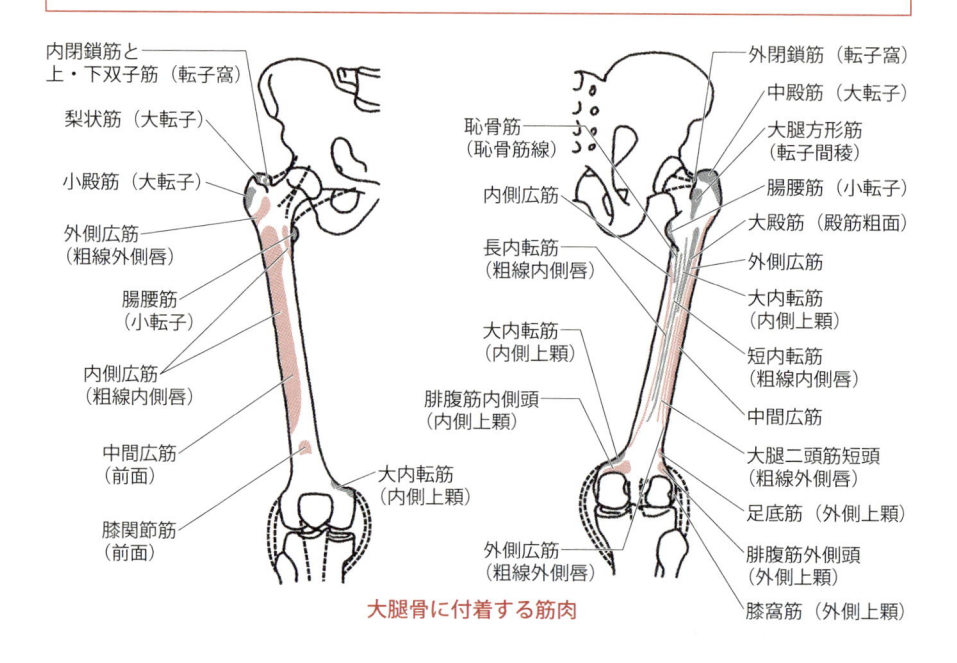

大腿骨に付着する筋肉

第 5 章　運動器・体表解剖

❖学習のポイント

大転子と粗線に付着する筋を中心に理解しよう．
大腿骨で体表から触知できるものから確認していこう．

❖必ず覚えよう

大腿骨の主な筋の付着部【★印が特に重要】

部　位	起停	筋　名	分　類
大転子（★）	停	中殿筋	外寛骨筋
	停	小殿筋	
	停	梨状筋	
転子窩	停	内閉鎖筋	外寛骨筋
	停	双子筋（上・下）	
	停	外閉鎖筋	大腿内転筋
転子間稜	停	大腿方形筋	外寛骨筋
小転子	停	腸骨筋（腸腰筋）	外寛骨筋
	停	大腰筋（腸腰筋）	内寛骨筋
前面（下部）	起	中間広筋	大腿伸筋
	起	膝関節筋	
殿筋粗面	停	大殿筋	外寛骨筋

部　位	起停	筋　名	分　類
粗線内側唇（★）	起	内側広筋	大腿伸筋
	停	短内転筋	大腿内転筋
	停	長内転筋	
	停	大内転筋	
粗線外側唇（★）	起	外側広筋	大腿伸筋
	起	大腿二頭筋（短）	大腿屈筋
恥骨筋線	停	恥骨筋	大腿内転筋
内側上顆	起	腓腹筋（内側頭）	下腿屈筋
	停	大内転筋	大腿内転筋
外側上顆	起	足底筋	下腿屈筋
	起	膝窩筋	下腿屈筋
	起	腓腹筋（外側頭）	下腿屈筋

❖関連する項目

- 大腿骨に存在する主な部位：
  大腿骨頭窩，転子窩，転子間線，大転子，小転子，恥骨筋線，殿筋粗線，粗線，殿筋粗面，内・外側唇，内転筋結節，顆間窩，内・外側上顆，内・外側顆
- 大腿骨で触知できる主なもの：　参照テーマ50
  大転子，内側上顆・外側上顆，内側顆・外側顆

✋ 第13回
大腿骨の大転子に停止しない筋はどれか
1．大殿筋
2．梨状筋
3．小殿筋
4．中殿筋

〈答え：1〉

◎ 第10回
体表から触知できるのはどれか
1．大転子
2．大腿骨体
3．大腿骨頸
4．転子間稜

〈答え：1〉

38 顎関節

⦸ : 30.0%
✋ : 40.0%
◎ : 30.0%

● 過去の出題傾向

側頭骨には下顎窩がある？	⦸ 1回	✋ 2回	◎ 0回
顎関節は関節円板をもつ？	⦸ 1回	✋ 2回	◎ 1回
外側翼突筋は咀嚼筋で下顎骨を前方に移動させる？	⦸ 1回	✋ 0回	◎ 2回

　顎関節は2軸性の顆状関節で，側頭骨の下顎窩と下顎骨後方の下顎頭（関節突起）からなる．関節内には線維性軟骨でできた関節円板が存在する．下顎の挙上には咬筋，側頭筋，内側翼突筋が，下顎の前進には外側翼突筋が，下顎の後退には側頭筋が，下顎の開口には顎二腹筋，茎突舌骨筋，顎舌骨筋，オトガイ舌骨筋などが関与する．三叉神経の下顎神経に支配される咀嚼筋は，側頭筋，咬筋，内側翼突筋，外側翼突筋である．また顔面神経が支配しているのは顎二腹筋後腹と茎突舌骨筋である．ちなみに下顎骨の主な部位に，下顎体，下顎枝，関節突起（後），筋突起（前），下顎角，下顎底，オトガイ孔（外側），下顎管，下顎孔（内側）がある．下顎骨で触知できるものに，下顎頭，オトガイ隆起，下顎角などがある．国家試験では顎関節の構造，下顎の運動に関与する筋と運動方向が問われやすい．

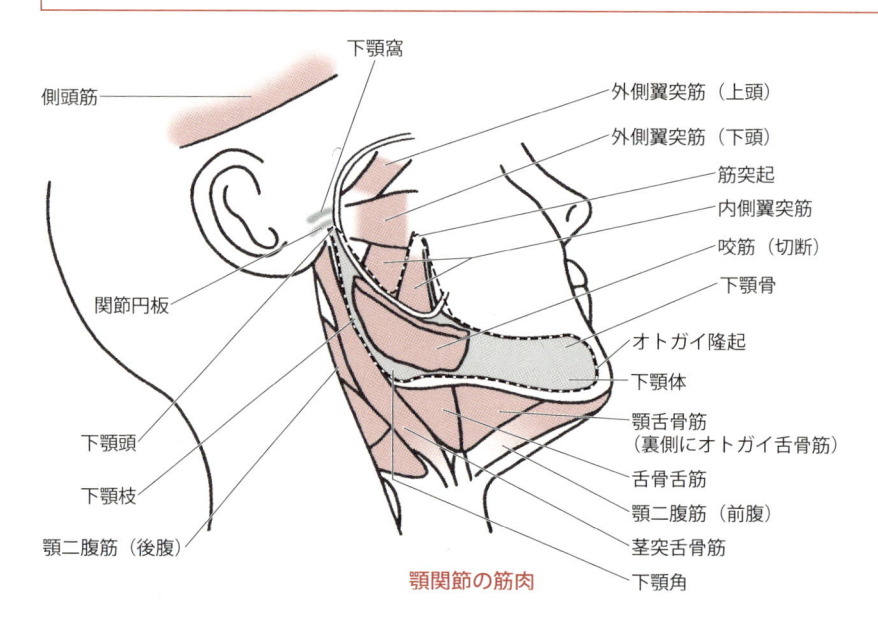

顎関節の筋肉

第 5 章　運動器・体表解剖

✤学習のポイント

顎関節が動く方向と，それに作用する筋を覚えよう．
下顎頭と側頭骨下顎窩の間にある関節円板が大事．
他に関節円板がある関節（胸鎖関節，下橈尺関節［尺骨下端］）を確認しよう．

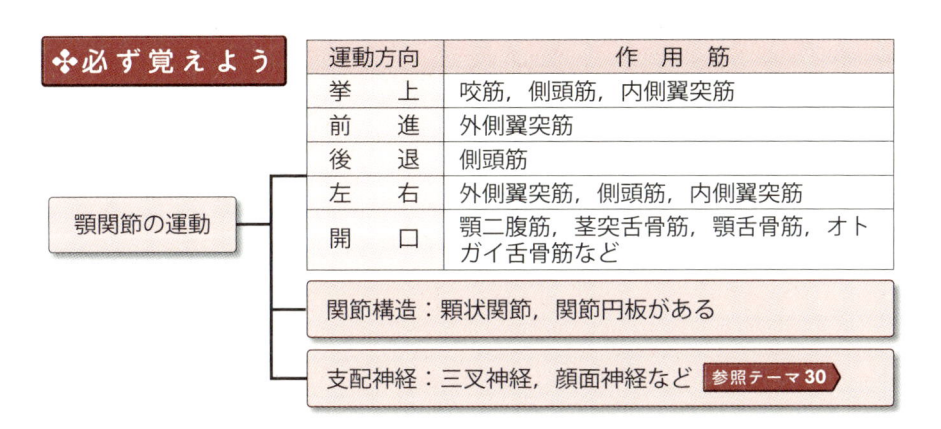

✤必ず覚えよう

顎関節の運動

運動方向	作用筋
挙　上	咬筋，側頭筋，内側翼突筋
前　進	外側翼突筋
後　退	側頭筋
左　右	外側翼突筋，側頭筋，内側翼突筋
開　口	顎二腹筋，茎突舌骨筋，顎舌骨筋，オトガイ舌骨筋など

関節構造：顆状関節，関節円板がある

支配神経：三叉神経，顔面神経など　参照テーマ30

✤関連する項目

- 側頭骨は下顎骨との間で顎関節を形成する．
- 下顎角内面は内側翼突筋の停止部である．
- 下顎骨の筋突起には側頭筋が停止する．
- 顎舌骨筋は舌骨上筋で，三叉神経支配である．

下顎骨の主な筋の付着部

部　位		起停	筋　名	分　類
下顎角	内　面	停	内側翼突筋	咀嚼筋
	下　縁	起	広頸筋	浅頸筋
	下顎頸	停	外側翼突筋	咀嚼筋
	咬筋粗面	停	咬筋	咀嚼筋
	筋突起	停	側頭筋	咀嚼筋
	頬筋稜	起	頬筋	浅頸筋
下顎体内面		停	顎二腹筋	舌骨上筋
		起	顎舌骨筋	
		起	オトガイ舌骨筋	

✋第8回
関節円板を有するのはどれか
1. 顎関節
2. 肩関節
3. 腕橈関節
4. 股関節
〈答え：1〉

✏第19回
咀嚼筋で下顎骨を前方に移動させる働きがあるのはどれか
1. 外側翼突筋
2. 内側翼突筋
3. 咬筋
4. 側頭筋
〈答え：1〉

㉟ 足関節とショパール関節

⊘ ： 0.0%
✋ ： 44.4%
◎ ： 55.6%

過去の出題傾向

距骨は踵骨と関節をつくる？	⊘ 0回 ✋ 1回 ◎ 2回
腓骨は距骨と距腿関節をつくる？	⊘ 0回 ✋ 2回 ◎ 1回
舟状骨（足）は距骨と関節をつくる？	⊘ 0回 ✋ 1回 ◎ 2回

　足関節は距腿関節といい，1軸性の蝶番関節（ラセン関節）である．距腿関節の関節窩には脛骨下端下面の下関節面，脛骨内果外面の内果関節面，腓骨外顆内面の外果関節面があり，骨頭は距骨の滑車である．距腿関節の内側面に内側靱帯（三角靱帯：①脛骨－舟状骨，②脛骨－距骨，③脛骨－踵骨）および，外側面には前距腓靱帯，後距腓靱帯，踵腓靱帯があり補強される．足関節ではないが，距骨は踵骨と関節する．また横足根関節（ショパール関節）は，距踵舟関節（距骨・踵骨と舟状骨）および踵立方関節（踵骨と立方骨）で形成される．国家試験では関節を形成する骨と関節の形状，そして補強靱帯が問われやすい．

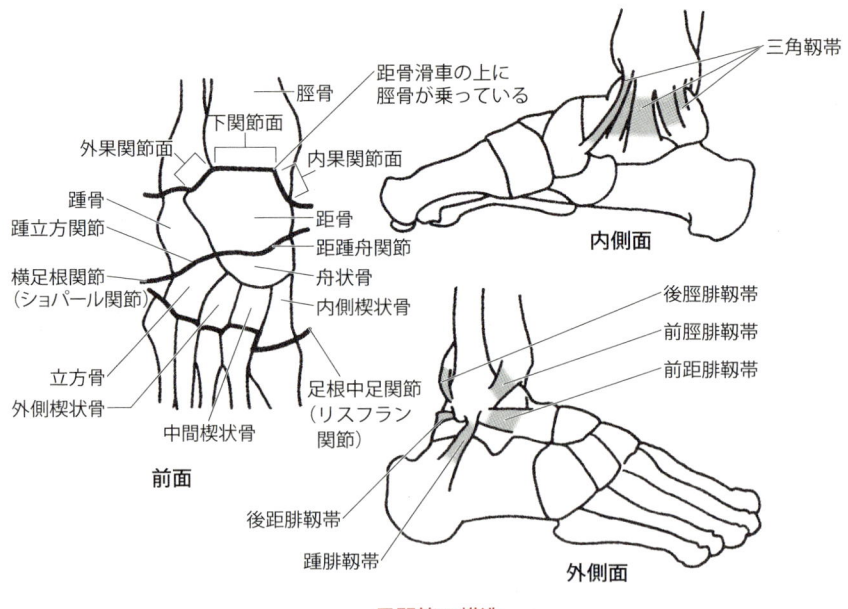

足関節の構造

第5章 運動器・体表解剖

❖学習のポイント

関節は距骨と舟状骨を中心に理解しよう．
足関節には関節面が3つあり，それぞれ構成する骨の組み合わせを確認しよう．
足関節の形状と補強する靱帯を覚えよう．

❖必ず覚えよう

関　　節	項　目	構　　成
距腿関節 （蝶番関節の一種でラセン関節）	下関節面	脛骨下端下面―距骨滑車
	内果関節面	脛骨内果外面―距骨滑車
	外果関節面	腓骨外顆内面―距骨滑車
	【内側】 内側靱帯 （三角靱帯）	①脛骨―舟状骨
		②脛骨―距骨
		③脛骨―踵骨
	【外側】	①前距腓靱帯
		②後距腓靱帯
		③踵腓靱帯

関　　節		構　　成
横足根関節 （ショパール関節）	距踵舟関節	距骨―舟状骨（複関節）
		踵骨―舟状骨（顆状関節）
	踵立方関節	踵骨―立方骨（鞍関節）

❖関連する項目

- 距腿関節の関節窩は脛骨と腓骨の下端部とで構成される．
- 三角靱帯は距腿関節の内側を補強する．
- 関節しないものも覚えよう（例：楔状骨は踵骨と関節しない）．
- 脛骨は距骨と距腿関節を構成する．
- 後脛骨筋は足関節の屈曲（底屈）に働く．
- 後脛骨筋は足関節の内反に働く．
- 前脛骨筋は足関節の伸展（背屈）に作用する．
- 舟状骨（足）は外側楔状骨と関節をつくる．
- 舟状骨（足）は内側楔状骨と関節をつくる．

第10回
距腿関節を構成しないのはどれか
1．脛骨
2．腓骨
3．距骨
4．踵骨

〈答え：4〉

第16回
距骨と関節しないのはどれか
1．踵骨
2．立方骨
3．腓骨
4．舟状骨

〈答え：2〉

㊵ 胸鎖乳突筋

　　　　　　　　　　　　　　　　　　⃰⃰⃰ : 0.0%
　　　　　　　　　　　　　　　　　　✋ : 33.3%
　　　　　　　　　　　　　　　　　　◎ : 66.7%

● 過去の出題傾向

胸鎖乳突筋は胸骨と鎖骨から起始し，側頭骨乳様突起に停止する二頭筋か？　⃰⃰⃰ 0回　✋ 1回　◎ 2回

　胸鎖乳突筋は，胸骨柄上縁および鎖骨内側3分の1部から起始し，側頭骨の乳様突起および上項線外側部に停止する筋で，XI副神経，頸神経叢（第2，第3頸神経）により支配される．胸鎖乳突筋が両方緊張すれば頭部を後屈，片側緊張すれば頭部を反対側へ回旋させる．また前頸三角の頸動脈三角と筋三角，後頸三角の後頭三角，肩甲舌骨三角，そして小鎖骨上窩など首回りの三角形の一辺を担う重要な筋である．胸鎖乳突筋は体表から触知できる．国家試験では筋の付着部がよく問われるが，支配神経が脳神経と脊髄神経の二重支配というところもポイントである．

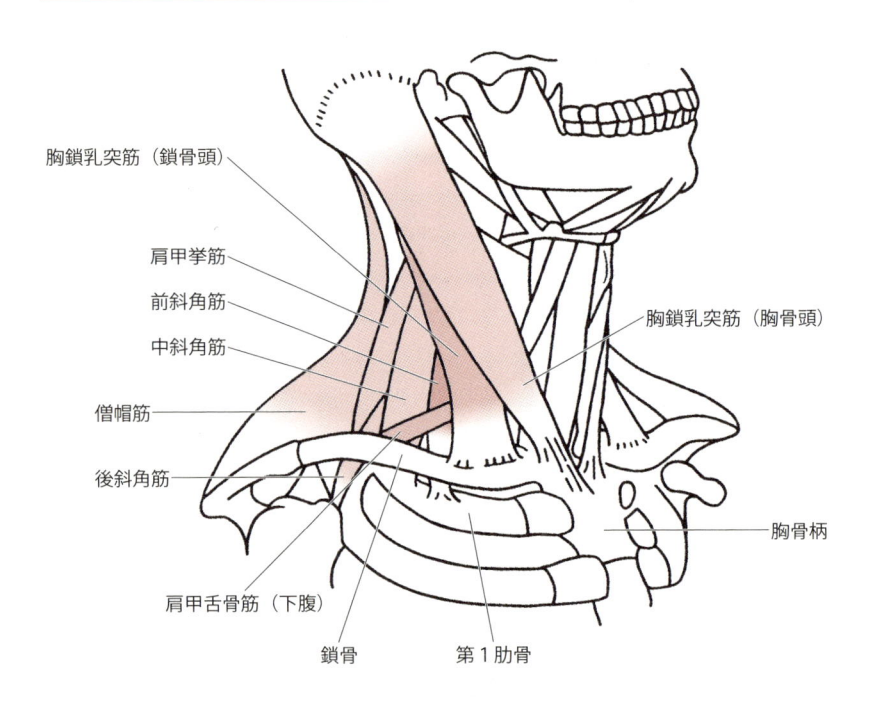

胸鎖乳突筋とその周辺筋肉

第 5 章　運動器・体表解剖

❖学習のポイント

胸鎖乳突筋の起始と停止の部位と支配神経を覚えよう．
胸鎖乳突筋が片側，両側を動かした際の動きを確認しよう．

❖必ず覚えよう

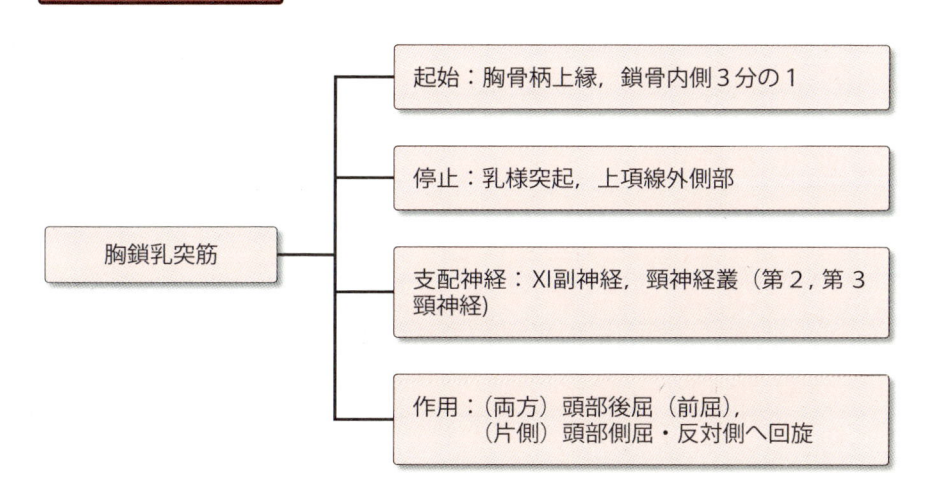

胸鎖乳突筋
- 起始：胸骨柄上縁，鎖骨内側3分の1
- 停止：乳様突起，上項線外側部
- 支配神経：XI副神経，頸神経叢（第2，第3頸神経）
- 作用：（両方）頭部後屈（前屈），
　　　　（片側）頭部側屈・反対側へ回旋

❖関連する項目

- 胸鎖乳突筋は脳神経に支配される．
- 胸鎖乳突筋はXI副神経・頸神経叢の筋枝で支配される．
- 胸鎖乳突筋は後頸三角（外側頸三角）の構成に関係する．　参照テーマ44
- 胸鎖乳突筋は頸動脈三角の後縁を成す．
- 胸鎖乳突筋は体表から触れる．
- 僧帽筋は胸鎖乳突筋と同じ，XI副神経・頸神経叢の筋枝で支配される．

◎ 第3回
胸鎖乳突筋について誤っているのはどれか
1．胸骨と鎖骨とから起こる二頭筋である
2．側頭骨の乳様突起に停止する
3．一側が働くとその側に頭を回旋する
4．副神経と頸神経叢の筋枝とが支配する
〈答え：3〉

◎ 第1回
誤っているのはどれか
1．胸鎖乳突筋は胸骨および鎖骨と側頭骨乳様突起に付着する
2．膝関節を屈曲させる筋は大腿四頭筋である
3．力こぶは上腕二頭筋の収縮によって形成される
4．アキレス腱は下腿三頭筋の腱である
〈答え：2〉

㊶ 横隔膜

⊘ : 0.0%
✋ : 63.6%
◉ : 36.4%

● 過去の出題傾向

横隔神経は頸神経叢から分枝する？　　⊘ 0回　✋ 5回　◉ 3回
横隔膜は吸気筋として働く？　　　　　⊘ 0回　✋ 2回　◉ 1回

　横隔膜は胸腔と腹腔を分ける上方凸の筋肉である．収縮すると筋の起始である腰椎部（第1～第4腰椎前面），肋骨部（第7～第12肋軟骨），胸骨部（剣状突起）と，停止である腱中心が近づき横隔膜が下がることで吸気に働く．横隔膜を支配する神経は第3～第5頸神経でつくる頸神経叢から出る横隔神経である．横隔膜を通る主なものに，大動脈裂孔は下行大動脈と胸管，食道裂孔は食道と迷走神経，左横隔神経，大静脈孔は下大静脈と右横隔神経が通る．その他に内側弓状靭帯を大腰筋，交感神経幹，大・小内臓神経，奇静脈［右］，半奇静脈［左］などが，外側弓状靭帯を腰方形筋が通る．国家試験では横隔膜の支配神経がよく問われる．これは横隔膜が胸腔と腹腔とを分ける位置にあることから，支配神経が頸神経とは想像しにくく，理解度を試すことができるからである．また横隔膜の起始と停止が理解できていれば，吸気筋として働くことが想像できる．

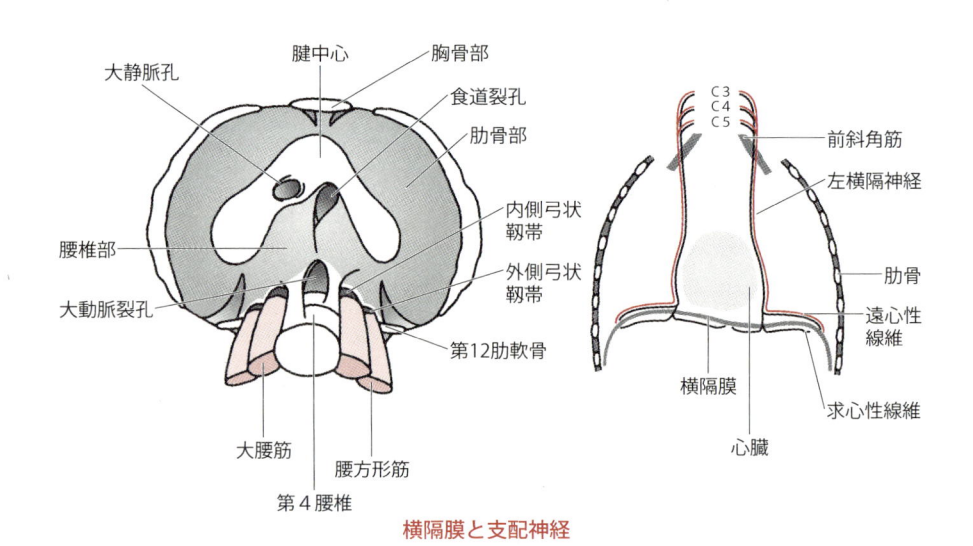

横隔膜と支配神経

第5章 運動器・体表解剖

❖ 学習のポイント

横隔膜を支配する神経を理解しよう．
横隔膜を貫くものがどの穴を通るのか覚えよう．
横隔膜の運動に影響を受ける臓器（呼吸で移動する臓器）を確認しよう．

❖ 必ず覚えよう

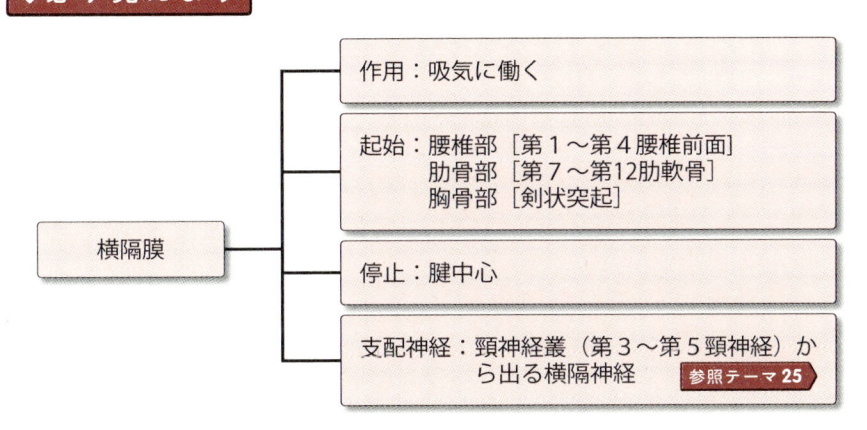

横隔膜
- 作用：吸気に働く
- 起始：腰椎部［第1〜第4腰椎前面］
  肋骨部［第7〜第12肋軟骨］
  胸骨部［剣状突起］
- 停止：腱中心
- 支配神経：頸神経叢（第3〜第5頸神経）から出る横隔神経　参照テーマ25

❖ 関連する項目

- 横隔神経は胸郭上口を通る．
- 横隔膜は胸腔の構成に関与する．

横隔膜の穴	通るもの
①大動脈裂孔	下行大動脈，胸管　参照テーマ24
②大静脈孔	下大静脈，右横隔神経
③食道裂孔	食道，迷走神経，左横隔神経　参照テーマ32
④内側弓状靱帯	大腰筋，交感神経幹，大・小内臓神経，奇静脈［右］，半奇静脈［左］
⑤外側弓状靱帯	腰方形筋

第14回
横隔神経を出す神経叢はどれか
1. 頸神経叢
2. 腕神経叢
3. 腰神経叢
4. 仙骨神経叢

〈答え：1〉

第17回
横隔膜について誤っている記述はどれか
1. 頸神経の枝に支配される
2. 吸気筋として働く
3. 大動脈裂孔を迷走神経が通る
4. 腰椎の椎体に起始をもつ

〈答え：3〉

㊷ 脊柱起立筋

◯ : 90.9%
◯ : 9.1%
◯ : 0.0%

過去の出題傾向

最長筋は脊柱起立筋に属す？	3回	0回	0回
棘筋は脊柱起立筋に属す？	3回	1回	0回
腸肋筋は脊柱起立筋に属す？	4回	0回	0回

　脊柱起立筋は脊柱の両側にある深背筋の一つである．外側から腸肋筋，最長筋，棘筋と並ぶ．腸肋筋の起始は腸骨稜および下位肋骨で，停止は下位肋骨および上位肋骨である．最長筋の起始は横突起および仙骨で，停止は横突起，肋骨および乳様突起である．棘筋の起始は仙骨背面および棘突起で，停止は上位棘突起である．すべての支配神経は脊髄神経後枝（第4頸神経－第5腰神経）である．脊柱起立筋の運動は，両側を緊張させれば脊柱を反らせ，片側を緊張させれば体を傾ける．国家試験では脊柱起立筋を構成する筋肉がよく問われる．これは各筋の名前に，脊柱起立筋を連想させる言葉が入っていないからである．逆に筋の起始と停止は多岐にわたり，書籍によっても表現が異なるため，筋の付着部が出題される可能性は低い．

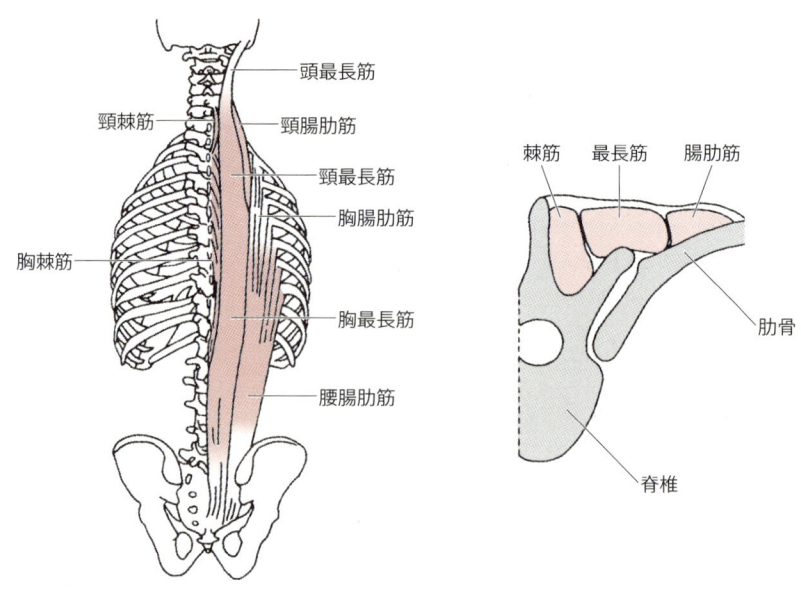

脊柱起立筋とその断面（下立胸椎の高さ）

第 **5** 章　運動器・体表解剖

❖学習のポイント

脊柱起立筋に所属する筋とその位置を覚えよう．
脊柱起立筋を片側，両側それぞれ動かした際の動きを理解しよう．

❖必ず覚えよう

位置	筋　名	支配神経	作　用
外	腸肋筋	脊髄神経後枝（C4－L5）	（片側）体を傾ける （両側）脊柱を反らせる
中	最長筋		
内	棘　筋		

筋　名	起　始	停　止
腸肋筋	仙骨の背面 下部腰椎横突起および棘突起 腸骨稜 下位の肋骨	腸肋筋：肋骨 最長筋：横突起または肋骨，乳様突起 棘　筋：上位の棘突起
最長筋		
棘　筋		

（脊柱起立筋の一般的な付着部）

脊柱起立筋と間違いやすい筋肉	
頭頸部	板状筋，頭長筋，僧帽筋，など
背腰部	多裂筋，腸骨筋，大腰筋，広背筋など

❖関連する項目

- 腸肋筋は腰，胸，頸の3筋に分ける．
- 最長筋と棘筋は胸，頸，頭の3筋に分ける．
- 最長筋は脊柱を後屈させる．

第13回
脊柱起立筋を構成する筋はどれか
1．僧帽筋
2．広背筋
3．板状筋
4．棘筋

〈答え：4〉

第19回
脊柱起立筋に属するのはどれか
1．頭長筋
2．腸肋筋
3．腸骨筋
4．大腰筋

〈答え：2〉

43 鼠径靱帯と鼠径管

　　　　　　　　　　　　　　　　　　🔳 : 55.6%
　　　　　　　　　　　　　　　　　　✋ : 22.2%
　　　　　　　　　　　　　　　　　　◉ : 22.2%

● 過去の出題傾向

子宮円索は鼠径管を通る？	🔳 2回	✋ 0回	◉ 1回
鼠径靱帯は上前腸骨棘と恥骨結節とを結ぶ？	🔳 1回	✋ 1回	◉ 1回
大腿神経は鼠径靱帯の下（筋裂孔）を通る？	🔳 2回	✋ 1回	◉ 0回

　鼠径靱帯とは上前腸骨棘と恥骨結合との間に張る外腹斜筋の腱膜である．鼠径靱帯は腸骨と恥骨との間に外側の筋裂孔と内側の血管裂孔を形成し，筋裂孔には腸骨筋と大腰筋，大腿神経が，血管裂孔には大腿動脈と大腿静脈が通る．筋裂孔を通る腸骨筋と大腰筋を合わせて腸腰筋という．鼠径靱帯の上縁を鼠径管が走り，浅鼠径輪と深鼠径輪とを結ぶ．浅鼠径輪は体表側，深鼠径輪は腹腔側に開口し，浅鼠径輪は深鼠径輪より正中側にある．鼠径管の前壁（浅鼠径輪が開口）は外腹斜筋腱膜，下壁は鼠径靱帯，上壁は内腹斜筋と腹横筋，後壁（深鼠径輪が開口）は横筋筋膜で形成される．鼠径管を通るものには性差があり，男性では精索，女性では子宮円索が通る．国家試験では鼠径靱帯と鼠径管，筋裂孔と血管裂孔の位置関係，鼠径管の中を通るものがよく問われる．

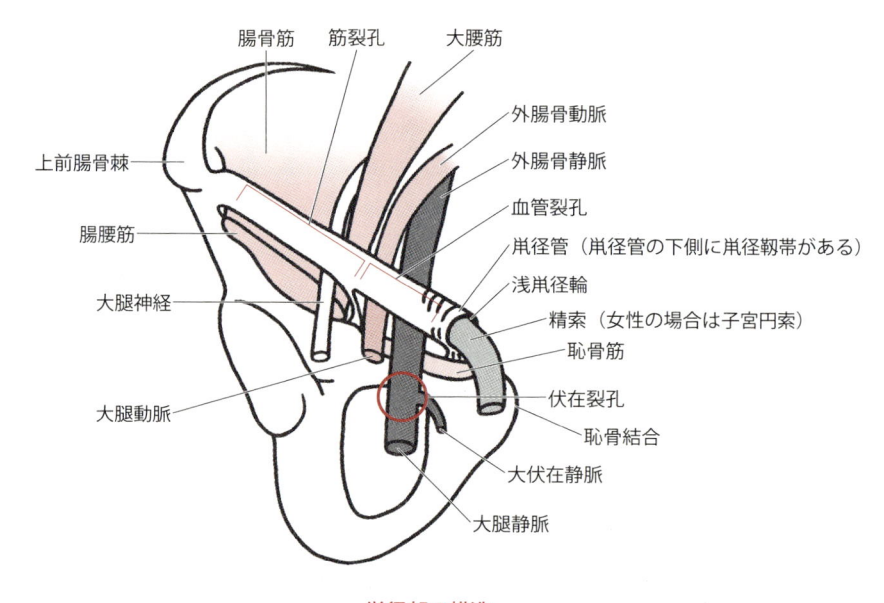

鼠径部の構造

第 5 章　運動器・体表解剖

❖学習のポイント

鼡径管を通るものが男女で違う．解剖学では性差が重要．
筋裂孔（外側）と血管裂孔（内側）の並びと，通るものを確認しよう．

❖必ず覚えよう

鼡 径 管	深鼡径輪（腹腔側）と浅鼡径輪（皮膚側）の間 精索（男性）／子宮円索（女性）が通る　参照テーマ 15
鼡径靱帯	上前腸骨棘と恥骨の間に張る
裂　　孔	（外側）筋裂孔：大腿神経，腸腰筋（腸骨筋，大腰筋），外側大腿皮神経
	（内側）血管裂孔：大腿動脈，大腿静脈

❖関連する項目

- 外腹斜筋，腹横筋，内腹斜筋は鼡径管の壁を構成する．
- 鼡径靱帯と寛骨との間に筋裂孔がある．
- 精巣挙筋と精巣動脈は鼡径管を通る．　参照テーマ 14
- 鼡径靱帯は鼡径溝の下にある．
- 大腿動脈は鼡径靱帯の下をくぐり，大腿の前面に出る．
- 鼡径靱帯は大腿三角の上縁にあたる．　参照テーマ 45
- 鼡径管の長さは約 4〜5 cm である．
- 鼡径管はヘルニア（鼡径ヘルニア）が発生しやすい．

第14回
鼡径管を通らないのはどれか
1．精管
2．精巣動脈
3．卵巣動脈
4．子宮円索

〈答え：3〉

第12回
筋裂孔を通るのはどれか
1．大腿神経
2．大腿動脈
3．大腿静脈
4．恥骨筋

〈答え：1〉

㊹ 三角（頸部）

／：33.3%
✋：66.7%
◉： 0.0%

● 過去の出題傾向

胸鎖乳突筋は頸動脈三角の後縁を形成？　　／1回　✋2回　◉0回

　頸部の三角には前頸三角と後頸三角の大きく2種類ある．この2つを分けるのが胸鎖乳突筋であるため，前頸三角や後頸三角の中にある小さな三角も胸鎖乳突筋を一辺としていることが多い．国家試験では胸鎖乳突筋を辺として使っている三角が問われることが多いが，逆に胸鎖乳突筋を辺として利用しない少数派の三角（顎下三角，オトガイ下三角など）も問われることがあり，おろそかにしてはいけない．三角と名付ける意義は，このエリアの奥にあるモノを同定する目印であるため，臨床的にはすべて覚えておくと良い．よってこれら三角に関与する血管や神経なども国家試験で問われやすい．その他に胸鎖乳突筋と同じように三角を形成することが多い肩甲舌骨筋などもチェックすること．

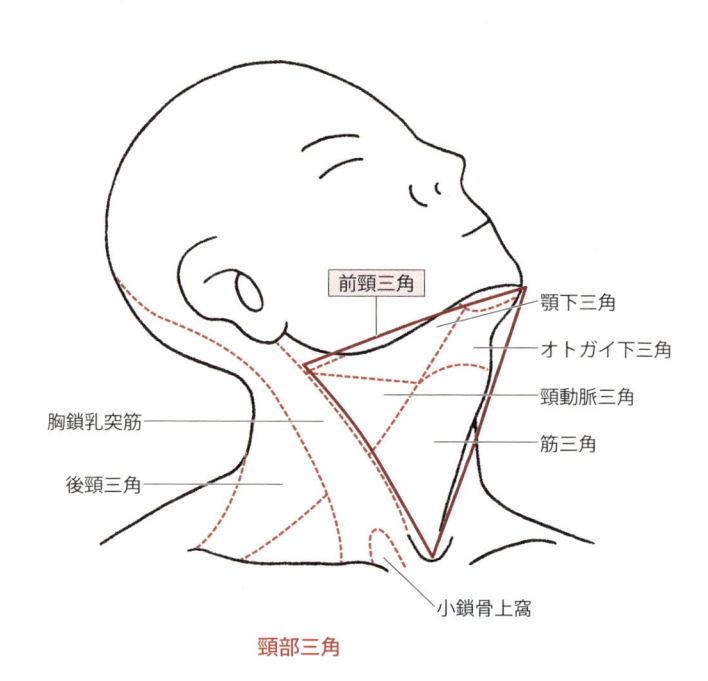

頸部三角

第 5 章　運動器・体表解剖

✤学習のポイント

まずは頸動脈三角と後頸三角を覚えよう．
胸鎖乳突筋と肩甲舌骨筋に注目しよう．　参照テーマ40

✤必ず覚えよう

（★印が特に重要）

三　　角		構　　成	関　　与
前頸三角	顎下三角	・顎二腹筋（前腹） ・顎二腹筋（後腹） ・下顎骨下縁	・顎下腺　・舌下神経 ・顎下リンパ節 ・顔面動脈・静脈
	オトガイ下三角	・舌骨 ・左・右顎二腹筋前腹 ・正中線	・オトガイ下リンパ節
	頸動脈三角（★）	・顎二腹筋後腹 ・肩甲舌骨筋上腹 ・胸鎖乳突筋前縁	・総頸動脈 ・内・外頸動脈と内頸静脈 ・迷走神経と舌下神経
	筋三角	・肩甲舌骨筋上腹 ・胸鎖乳突筋前縁 ・正中線	・輪状軟骨
後頸三角（★） （外側頸三角）		・僧帽筋前縁 ・胸鎖乳突筋後縁 ・鎖骨	・頸神経叢と腕神経叢 ・副神経，胸管 ・頸横動脈と外頸静脈
	後頭三角	・僧帽筋前縁 ・胸鎖乳突筋後縁 ・肩甲舌骨筋下腹	・浅頸動脈 ・外頸静脈　・副神経 ・肩甲上動脈
	肩甲舌骨三角 （肩甲鎖骨三角） （大鎖骨上窩）	・肩甲舌骨筋下腹 ・胸鎖乳突筋後縁 ・鎖骨	・鎖骨下動脈・静脈 ・腕神経叢 ・肩甲下動脈
小鎖骨上窩		・胸鎖乳突筋（胸骨頭） ・胸鎖乳突筋（鎖骨頭） ・鎖骨	・内頸静脈 ・総頸動脈 　（鎖骨下動脈・静脈）
鎖骨胸筋三角 （鎖骨下窩）		・鎖骨 ・三角筋 ・大胸筋	特になし
聴診三角		・肩甲骨内側縁 ・僧帽筋の下外側 ・広背筋の上縁	特になし

✤関連する項目

- 肩甲舌骨筋は頸動脈三角を構成する．
- 顎二腹筋は頸動脈三角の構成に関与する．
- 後頸三角（外側頸三角）を構成するものに胸鎖乳突筋，鎖骨，僧帽筋がある．
- 頸動脈三角を総頸動脈が通る．
- 後頸三角を通るものに副神経，頸神経叢，腕神経叢，頸横動脈がある．
- 顎下三角には顎下腺，顔面動脈がある．

👆 第12回
頸動脈三角を構成しないのはどれか
1．顎二腹筋
2．胸鎖乳突筋
3．茎突舌骨筋
4．肩甲舌骨筋

〈答え：3〉

👆 第5回
頸動脈三角の構成に関与しない筋はどれか
1．顎二腹筋
2．肩甲挙筋
3．肩甲舌骨筋
4．胸鎖乳突筋

〈答え：2〉

45 三角（大腿）

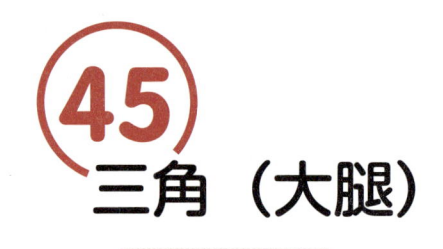

⁄ : 33.3%
✋ : 66.7%
◎ : 0.0%

● 過去の出題傾向

鼡径靱帯は大腿三角の上縁を形成する？　⁄ 1回　✋ 2回　◎ 0回

　大腿三角は大腿の前面上部にある．鼡径靱帯と縫工筋，長内転筋で形成され，別名スカルパ三角と呼ばれる．この三角のエリア内に存在するものに大腿動脈，大腿静脈，大腿神経，大腿骨頭，腸腰筋，恥骨筋，伏在裂孔（参照テーマ43）がある．国家試験では大腿三角を形成するもの，そして囲まれた三角に存在するものが重要となる．大腿三角の上辺である鼡径靱帯からは内側端が分かれ裂孔靱帯が出る．裂孔靱帯と大腿静脈の間を大腿輪といい，大腿ヘルニアが起こる部である．この大腿輪から伏在裂孔までの大腿静脈内側を大腿管という．

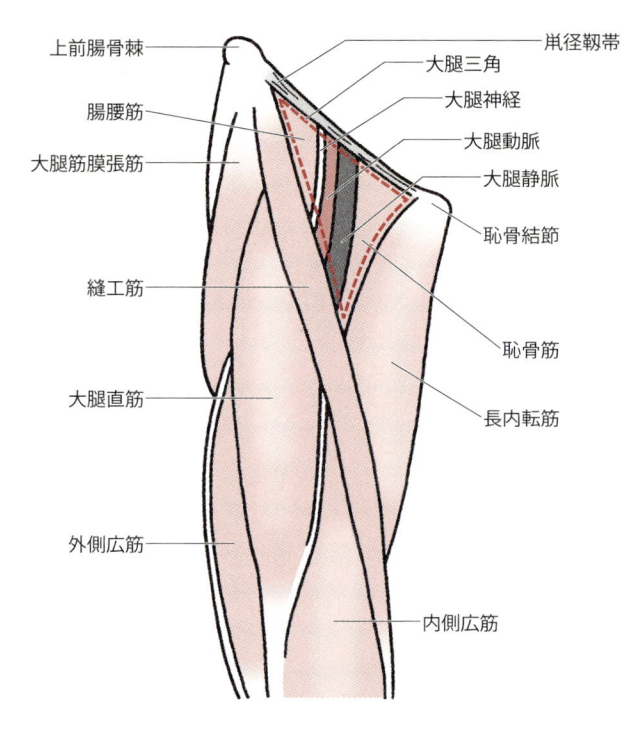

大腿三角

第 5 章　運動器・体表解剖

✤学習のポイント

大腿三角（スカルパ三角）を構成する筋や靭帯がよく出題される．
三角のエリア内にあるものを覚えよう．
鼡径靭帯にも関係する重要な部分である．　参照テーマ43

✤必ず覚えよう

三　角	位　置	構　成	三角内にあるもの
大腿三角 （スカルパ三角）	上	鼡径靭帯	大腿動脈・静脈 大腿神経　恥骨筋 大腿骨頭 伏在裂孔
	外	縫工筋内側縁	
	内	長内転筋外側縁	

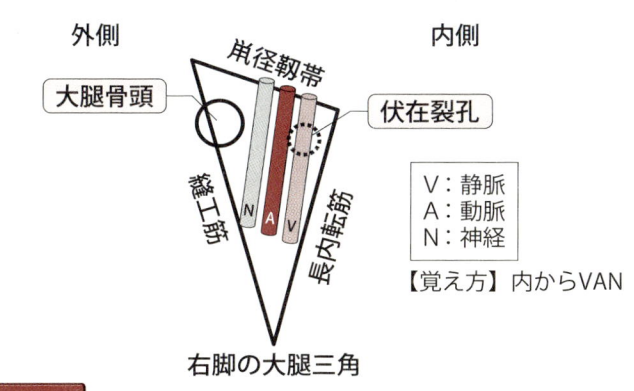

V：静脈
A：動脈
N：神経

【覚え方】内からVAN

右脚の大腿三角

✤関連する項目

- 長内転筋は大腿三角の構成に関与する．
- 鼡径靭帯，縫工筋，長内転筋は大腿三角を構成する．
- 大腿動脈と大腿静脈は内転筋管を通って大腿三角から膝窩に向かう．

第9回
大腿三角の構成に関与しないのはどれか
1．大腿筋膜張筋
2．鼡径靭帯
3．縫工筋
4．長内転筋

〈答え：1〉

第3回
大腿三角の上辺を成すのはどれか
1．鼡径靭帯
2．長内転筋
3．腸骨筋
4．縫工筋

〈答え：1〉

46 手根管

〇 : 52.6%
✋ : 0.0%
◎ : 47.4%

過去の出題傾向

深指屈筋（腱）は手根管を通る？	〇 2回	✋ 0回	◎ 1回
浅指屈筋（腱）は手根管を通る？	〇 3回	✋ 0回	◎ 1回
正中神経は手根管を通る？	〇 1回	✋ 0回	◎ 2回
長母指屈筋（腱）は手根管を通る？	〇 3回	✋ 0回	◎ 1回
橈側手根屈筋（腱）は手根部掌側の手根管で触れられる？（※）	〇 1回	✋ 0回	◎ 4回

　手根管は手関節掌側で手根骨のくぼみである手根溝と，外側の舟状骨と大菱形骨，内側の豆状骨と有鈎骨との間に張る屈筋支帯とで作られる．手根管の中を浅指屈筋腱，長母指屈筋腱，深指屈筋腱，正中神経などが通る．また手首は通るが手根管を通らないものに長掌筋腱，尺側手根屈筋腱，尺骨動脈，尺骨神経がある．国家試験で注意が必要なのは橈側手根屈筋（腱）で，手根管の中を通るのか外を通るのか意見が分かれている．出題されたときの問題や設問の内容で判断しなければならない．臨床的に手根管症候群では，正中神経麻痺による猿手になりやすい．

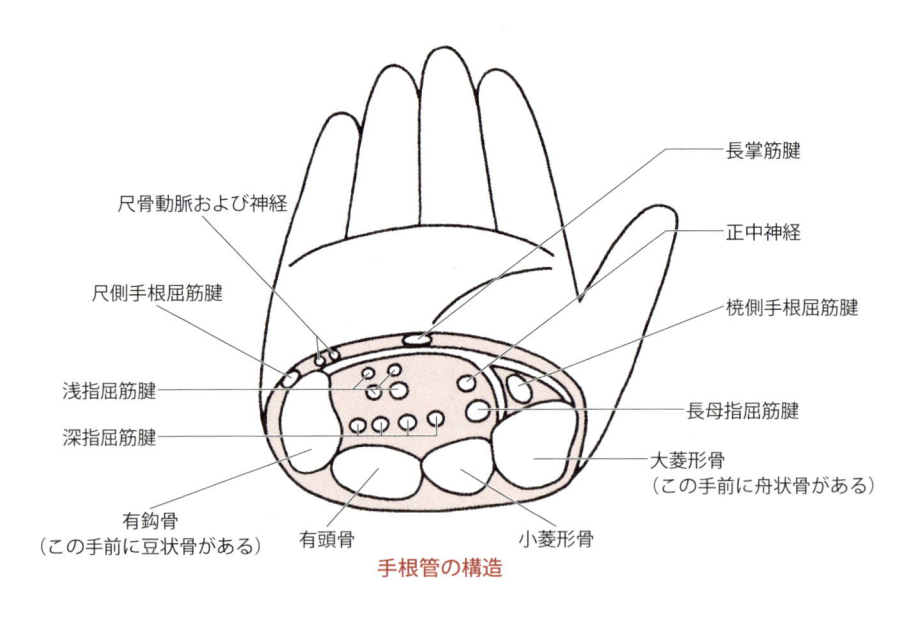

手根管の構造

（図：尺骨動脈および神経、長掌筋腱、正中神経、橈側手根屈筋腱、尺側手根屈筋腱、浅指屈筋腱、深指屈筋腱、長母指屈筋腱、有鈎骨（この手前に豆状骨がある）、有頭骨、小菱形骨、大菱形骨（この手前に舟状骨がある））

第 5 章　運動器・体表解剖

✤ 学習のポイント

手根管は手根骨の手根溝と屈筋支帯に挟まれている．
手根管を通るものと通らないものを区別して理解しよう．
（※）橈側手根屈筋腱を手根管の中を通るとみなすかどうかについては議論がある．

✤ 必ず覚えよう

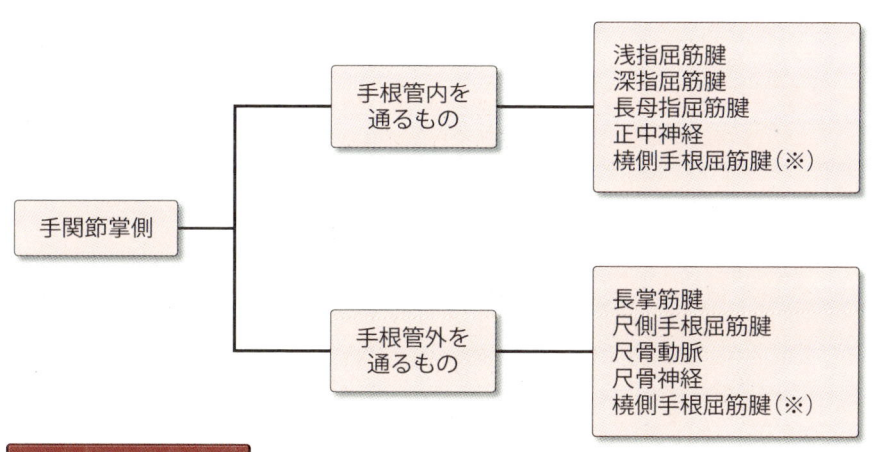

手関節掌側
- 手根管内を通るもの
  - 浅指屈筋腱
  - 深指屈筋腱
  - 長母指屈筋腱
  - 正中神経
  - 橈側手根屈筋腱（※）
- 手根管外を通るもの
  - 長掌筋腱
  - 尺側手根屈筋腱
  - 尺骨動脈
  - 尺骨神経
  - 橈側手根屈筋腱（※）

✤ 関連する項目

- 尺側手根屈筋腱は手根部の掌側で触れる．
- 深指屈筋腱は前腕で体表から触れない．
- 長掌筋腱は手根部の掌側で触れる．
- 長母指屈筋腱は体表から触れない．
- 正中神経は手部で短母指外転筋，母指対立筋，短母指屈筋（浅頭），第1・第2虫様筋を支配する．

🖊 第12回
手根管を通らないのはどれか
1. 尺骨神経
2. 正中神経
3. 長母指屈筋腱
4. 深指屈筋腱

〈答え：1〉

🖊 第13回
手根管を通過しない筋はどれか
1. 深指屈筋
2. 長掌筋
3. 長母指屈筋
4. 浅指屈筋

〈答え：2〉

47 大坐骨孔

🔲 : 60.0%
✋ : 10.0%
◎ : 30.0%

● 過去の出題傾向

| 陰部神経は大坐骨孔を出て小坐骨孔から入るか？ | 🔲 3回 | ✋ 0回 | ◎ 2回 |
| 坐骨神経は大坐骨孔を通る？ | 🔲 3回 | ✋ 1回 | ◎ 1回 |

　大坐骨孔は腸骨の大坐骨切痕，仙結節靱帯，仙棘靱帯で形成される．この大坐骨孔は仙骨前面外側を起始し，大転子先端に停止する梨状筋によって，梨状筋上孔および梨状筋下孔に分けられる．梨状筋上孔には上殿神経および上殿動脈・静脈が，梨状筋下孔には坐骨神経，下殿神経，後大腿皮神経，陰部神経，下殿動脈・静脈，内陰部動脈・静脈などが通る．また，大坐骨孔の下方で仙棘靱帯を境にして，小坐骨切痕と仙結節靱帯，仙棘靱帯とで小坐骨孔が形成される．国家試験では梨状筋の上孔と下孔を通るものが問われやすい．

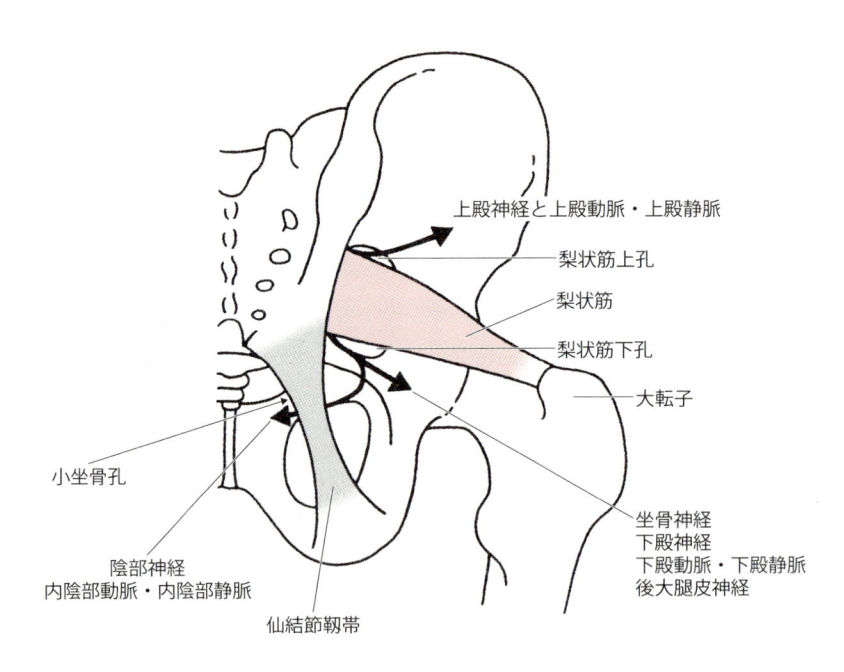

大坐骨孔を通るもの

第 5 章　運動器・体表解剖

❖学習のポイント

大坐骨孔は梨状筋で分断される．
梨状筋をはさんで上孔と下孔とを通るものを確認しよう．
梨状筋上孔を通るものから覚えたほうが理解しやすい．

❖必ず覚えよう

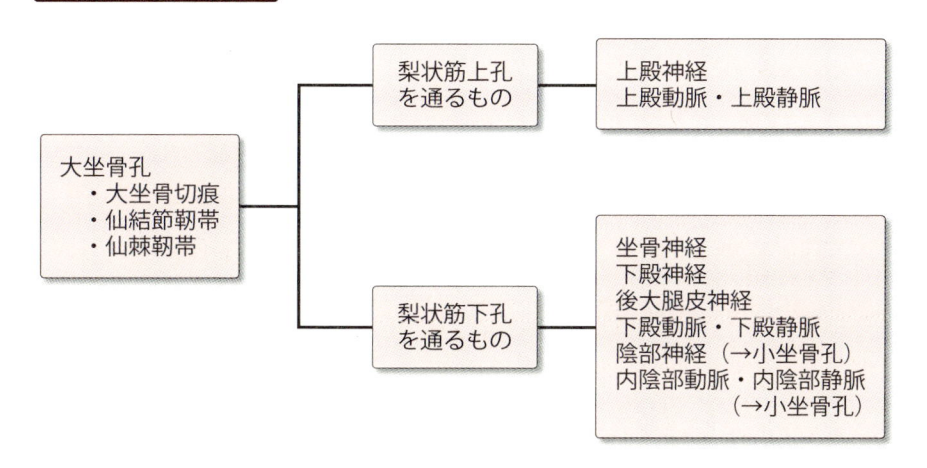

- 大坐骨孔
  - 大坐骨切痕
  - 仙結節靱帯
  - 仙棘靱帯

- 梨状筋上孔を通るもの
  - 上殿神経
  - 上殿動脈・上殿静脈

- 梨状筋下孔を通るもの
  - 坐骨神経
  - 下殿神経
  - 後大腿皮神経
  - 下殿動脈・下殿静脈
  - 陰部神経（→小坐骨孔）
  - 内陰部動脈・内陰部静脈（→小坐骨孔）

❖関連する項目

- 梨状筋は大坐骨孔を通る．
- 梨状筋は大腿骨の大転子に停止する．
- 梨状筋は仙骨前外側から起始する．
- 小坐骨孔を内閉鎖筋腱，陰部神経，内陰部動脈，内陰部静脈が通過する．

第15回
大坐骨孔を通過しないのはどれか
1．坐骨神経
2．上殿神経
3．梨状筋
4．内閉鎖筋

〈答え：4〉

第12回
神経とその通路との組合せで正しいのはどれか
1．橈骨神経――外側腋窩隙
2．尺骨神経――手根管
3．大腿神経――鼡径管
4．陰部神経――小坐骨孔

〈答え：4〉

48 出題されやすい穴と管

　国家試験では頭蓋底の穴や管が出題されやすく，穴や管がどの骨に属しているのか，また何が通っているのかが問われる．どちらが問われても答えられるようにしよう．なお本テーマではこれまでのテーマ1～47で紹介してきたもの以外で出題されやすい穴と管をまとめている．

❖ 学習のポイント

通過するものを問う問題の多くは頭蓋骨から出題されている．
蝶形骨，側頭骨が関係する穴や管がポイント．

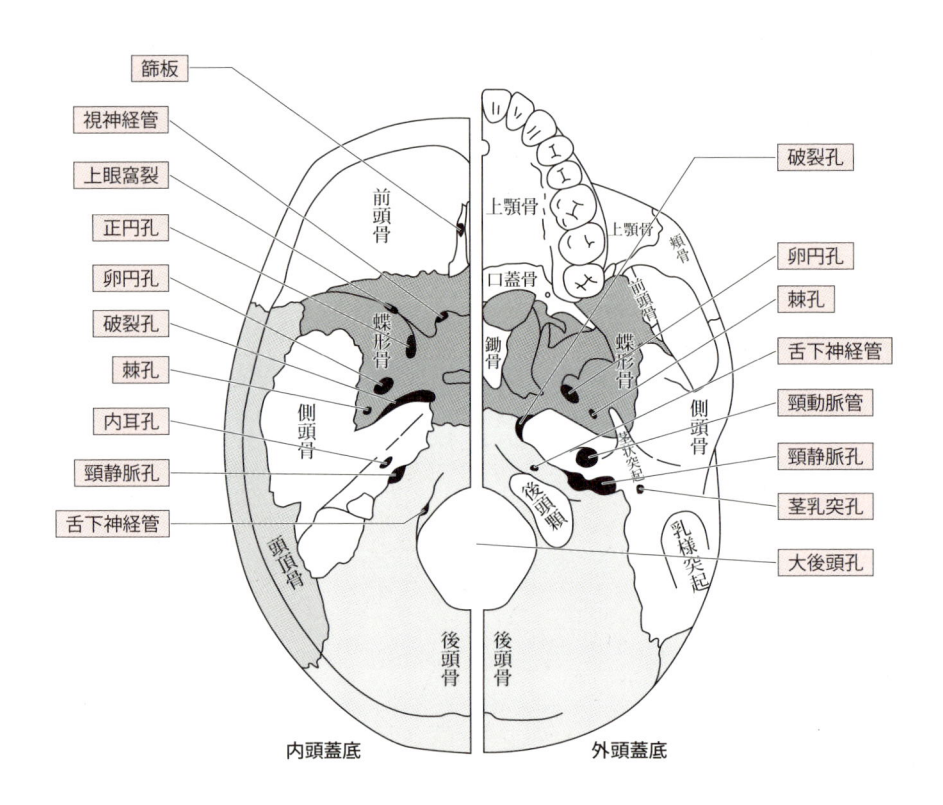

頭蓋底の穴や管

内頭蓋底側ラベル：篩板／視神経管／上眼窩裂／正円孔／卵円孔／破裂孔／棘孔／内耳孔／頸静脈孔／舌下神経管／前頭骨／蝶形骨／側頭骨／頭頂骨／後頭骨

外頭蓋底側ラベル：破裂孔／卵円孔／棘孔／舌下神経管／頸動脈管／頸静脈孔／茎乳突孔／大後頭孔／上顎骨／口蓋骨／鋤骨／頰骨／前頭骨／蝶形骨／翼状突起／側頭骨／乳様突起／後頭顆／後頭骨

第5章 運動器・体表解剖

❖必ず覚えよう　【テーマ1〜47で紹介したものを除く】

項　目		通るもの
蝶形骨	正円孔	上顎神経
	卵円孔	下顎神経
	上眼窩裂	外転神経，滑車神経，眼神経，動眼神経，上眼静脈
	下眼窩裂	頬骨神経
	視神経管	視神経，眼動脈
	棘孔	中硬膜動脈，下顎神経硬膜枝
側頭骨	内耳孔 （顔面神経管） 茎乳突孔	耳神経（外に出ない） 顔面神経（茎乳突孔へ） 茎乳突孔動脈・静脈
	頸静脈孔	迷走神経，舌咽神経，副神経，内頸静脈
	頸動脈管	内頸動脈，内頸動脈神経叢
後頭骨	大後頭孔	延髄，椎骨動脈，副神経脊髄根
	舌下神経管	舌下神経
蝶形骨 側頭骨 後頭骨	破裂孔	大・深錐体神経
上顎骨	眼窩下孔	眼窩下神経，眼窩下動脈・静脈
篩骨	篩板	嗅神経
頸椎	横突孔	椎骨動脈（第1〜第6頸椎を通る）
小坐骨切痕 仙結節靱帯 仙棘靱帯	小坐骨孔	内閉鎖筋，陰部神経，内陰部動脈・静脈
坐骨・恥骨	閉鎖孔（閉鎖管）	閉鎖動脈・静脈，閉鎖神経
伏在裂孔		大伏在静脈
尺骨神経管（ギヨン管）		尺骨神経，尺骨動脈
内転筋管		大腿動脈・静脈，伏在神経（大腿神経の皮枝），閉鎖神経
足根管		後脛骨筋腱，長指屈筋腱，長母指屈筋腱，後脛骨動脈・静脈，脛骨神経

◎第15回
誤っている組合せはどれか
1．蝶形骨――視神経管
2．側頭骨――内耳孔
3．後頭骨――舌下神経管
4．前頭骨――卵円孔
〈答え：4〉

⑦第17回
脊髄神経の走路について正しい記述はどれか
1．大腿神経は血管裂孔を通る
2．閉鎖神経は筋裂孔を通る
3．陰部神経は小坐骨孔を通る
4．坐骨神経は梨状筋上孔を通る
〈答え：3〉

◎第18回
誤っている組合せはどれか
1．視神経――視神経管
2．動眼神経――上眼窩裂
3．顔面神経――卵円孔
4．上顎神経――正円孔
〈答え：3〉

●第12回
腱が足根管を通らないのはどれか
1．長母指屈筋
2．長指屈筋
3．後脛骨筋
4．下腿三頭筋
〈答え：4〉

49 出題されやすい血管と神経

　国家試験の解剖学で問われるのは，臓器の特徴である．血管や神経も1つの臓器と考えると，全身に存在するため学習する範囲が広くなる．ここでも頻出問題を検討するために，これまで解説した問題を除き，血管や神経で出題されやすい部位を示した．動脈では心臓に近い体循環や肺循環，脳を栄養する動脈が出題されている．静脈でも心臓に近いもの，壁側静脈を回収する奇静脈が出題されている．神経では脳神経が上位を占めているが，これまで解説した脳神経を合わせると，すべての脳神経が重要となる．また上肢に分布する神経が出題されやすい．なお本テーマではこれまでのテーマ1〜47で紹介してきたもの以外で出題されやすい血管と神経をまとめている．

✤ 必ず覚えよう

●血　管

大 動 脈 弓	動　脈	左心室から出た上行大動脈に続く部で，腕頭動脈・左総頸動脈・左鎖骨下動脈を出し，下行大動脈となる．
肺 動 脈	動　脈	右心室から出て各肺の肺門を通る．中は静脈血が流れる．
椎 骨 動 脈	動　脈	左右の鎖骨下動脈から分岐し，第6〜第1頸椎横突孔を上行する．脳幹から後頭葉，小脳を主に栄養する．
下 大 静 脈	静　脈	人体最大の静脈で左右総腸骨静脈が合流して上行する．横隔膜の大静脈孔を貫き右心房に注ぐ．
上 大 静 脈	静　脈	左右の腕頭静脈が合流してできる．さらに奇静脈が合流して右心房に注ぐ．
奇 静 脈	静　脈	右上腰静脈が上行したもので，半奇静脈・副半奇静脈など壁側静脈と食道静脈，気管支静脈を主に受け入れる．上大静脈に注ぐ．
肺 静 脈	静　脈	肺門から出て左心房に左右2本の計4本が注ぐ．中は動脈血が流れる．

●神　経

XII 舌下神経	脳 神 経	第XII脳神経で舌筋の運動をつかさどる運動神経である．舌下神経管を通る．
XI 副 神 経	脳 神 経	第XI脳神経で運動神経である．頸静脈孔を通り，胸鎖乳突筋と僧帽筋を脊髄神経と共に支配する．
II 視 神 経	脳 神 経	第II脳神経で網膜からの情報を伝える感覚神経である．視神経管を通り半交叉した後，間脳の外側膝状体で中継される．
尺 骨 神 経	脊髄神経	腕神経叢から出て上腕内側を下行し，上腕骨内側上顆の後方，尺骨神経溝を通る．前腕内側から手根部の尺骨神経管（ギヨン管）を通る．
正 中 神 経	脊髄神経	腕神経叢から出て上腕動脈と共に上腕二頭筋内側を下行する．肘窩から前腕屈側，そして手根管を通る．
橈 骨 神 経	脊髄神経	腕神経叢から出て上腕後面（上腕骨の橈骨神経溝）を下行し，外側上顆の前方から前腕外側に至る．

第5章 運動器・体表解剖

❖学習のポイント

上肢では神経の走行だけでなく，尺骨神経，正中神経，橈骨神経がそれぞれ支配する筋も確認しよう．

尺骨神経が支配	尺側手根屈筋	前腕屈筋
	深指屈筋	
	母指内転筋	母指球筋
	短母指屈筋	
	小指外転筋	小指球筋
	小指対立筋	
	短小指屈筋	
	短掌筋	
	掌側骨間筋	中手筋
	背側骨間筋	
	第3・第4虫様筋	

正中神経が支配	円回内筋	前腕屈筋
	橈側手根屈筋	
	長掌筋	
	浅指屈筋	
	長母指屈筋	
	方形回内筋	
	深指屈筋	
	短母指外転筋	母指球筋
	母指対立筋	
	短母指屈筋	
	第1・第2虫様筋	中手筋

橈骨神経が支配	上腕三頭筋	上腕伸筋
	肘筋	
	肘関節筋	
	腕橈骨筋	前腕伸筋
	長橈側手根伸筋	
	短橈側手根伸筋	
	総指伸筋	
	小指伸筋	
	尺側手根伸筋	
	回外筋	
	長母指外転筋	
	短母指伸筋	
	長母指伸筋	
	示指伸筋	

⊕ 第13回【大動脈弓】
大動脈弓の直接分枝でないのはどれか
 1．腕頭動脈
 2．左鎖骨下動脈
 3．左総頸動脈
 4．右総頸動脈

〈答え：4〉

⊕ 第15回【上大静脈・奇静脈・肺静脈】
上大静脈に直接注ぐ静脈はどれか
 1．門脈
 2．奇静脈
 3．肝静脈
 4．肺静脈

〈答え：2〉

◎ 第15回【肺動脈・上大静脈・下大静脈】
酸素濃度が高い血液が流れるのはどれか
 1．肺動脈
 2．肺静脈
 3．上大静脈
 4．下大静脈

〈答え：2〉

⊕ 第11回【副神経・舌下神経】
脳神経について誤っている記述はどれか
 1．迷走神経は混合神経である
 2．舌咽神経は混合神経である
 3．副神経は感覚神経である
 4．舌下神経は運動神経である

〈答え：3〉

◎ 第9回【尺骨神経・橈骨神経】
上腕の内側で屈筋と伸筋との間を通るのはどれか
 1．橈骨神経
 2．腋窩神経
 3．尺骨神経
 4．筋皮神経

〈答え：3〉

⑦ 第10回【尺骨神経・正中神経・橈骨神経】
上腕動脈に沿って肘窩まで走行する神経はどれか
 1．筋皮神経
 2．尺骨神経
 3．正中神経
 4．橈骨神経

〈答え：3〉

50 体表から触知できる主なもの

　国家試験で問われるものに「体表からの触知」がある．実際身体に触れて理解した知識が，頭の中でイメージできているのかを問うことができる．まず下記の図を見てほしい．国家試験で出題された主な部位であるが，出題ポイントが集中していることがわかる．背側面より腹側面で多く，頸肩部周囲と，骨盤の周囲，そして前腕および下腿部で多い．骨の知できる部位が問われる場合，当然軟部組織が薄い部位が出題されやすい．また触れられない部位も出題は多くないが，関節内や骨盤内など体表から遠い部位が問われる．

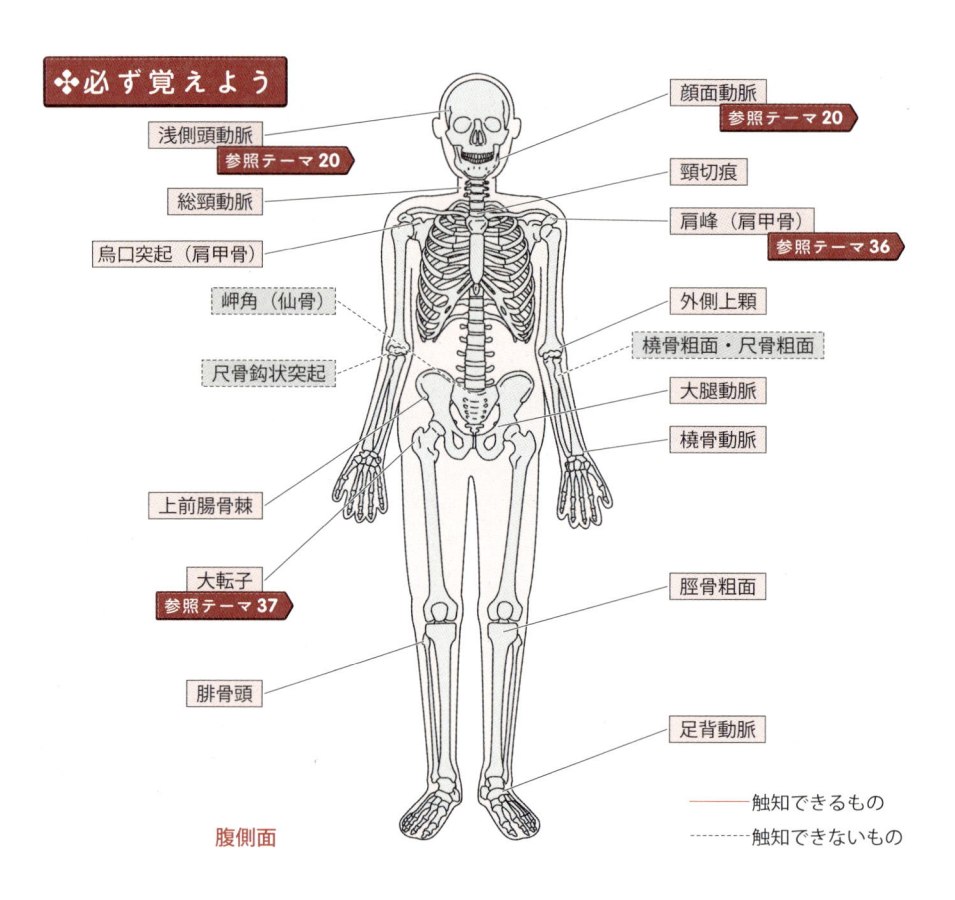

✤必ず覚えよう

- 浅側頭動脈　参照テーマ 20
- 総頸動脈
- 烏口突起（肩甲骨）
- 岬角（仙骨）
- 尺骨鉤状突起
- 上前腸骨棘
- 大転子　参照テーマ 37
- 腓骨頭
- 顔面動脈　参照テーマ 20
- 頸切痕
- 肩峰（肩甲骨）　参照テーマ 36
- 外側上顆
- 橈骨粗面・尺骨粗面
- 大腿動脈
- 橈骨動脈
- 脛骨粗面
- 足背動脈

腹側面

― 触知できるもの
------ 触知できないもの

第 5 章　運動器・体表解剖

❖学習のポイント

- 動脈の拍動が触知できる部から確認しよう（通常，動脈は浅部を通らないので触知できる場所は限られる）．
- 皮下組織が薄く，骨が触知できる部を覚えよう．
- 過去に出題されていなくても，体表から触知できる動脈や骨を実際に確かめてみよう．

◎ 第11回
咬筋停止部の前で拍動を触れる動脈はどれか
1．顔面動脈
2．浅側頭動脈
3．上甲状腺動脈
4．舌動脈

〈答え：1〉

◎ 第16回
体表から触知できるのはどれか
1．坐骨結節
2．前仙骨孔
3．仙骨底
4．岬角

〈答え：1〉

乳様突起（側頭骨）
後頭動脈
翼状突起（蝶形骨）
僧帽筋
腸骨稜
坐骨結節
大転子
小転子
殿筋粗面
腓骨頭

背側面

——— 触知できるもの
------- 触知できないもの

第5章 補講

骨・筋・関節の出題には傾向がある！

筋の起始・停止、作用、支配神経、そして体表から触れられる骨の部位や血管の拍動を覚えよう、といってもかなり量が多い。でも過去問を分析すると出題されやすい筋や骨がわかります。まずはよく出るものから攻めていきましょう。それが理解できたら範囲を広げて覚えよう。骨の特徴的なランドマーク、穴や特定の部位を通過するものも要チェック。

腰三角

腰三角	・外腹斜筋後縁 ・広背筋前縁 ・腸骨稜

関与・構成するもの

斜角筋隙	前斜角筋，中斜角筋，第1肋骨	・腕神経叢 ・鎖骨下動脈
頸部と胸部の境界線	胸骨上縁，鎖骨上縁，肩峰，第7頸椎棘突起	
胸腔	肋骨，胸椎，胸骨，横隔膜	
腹部と下肢の境界線	鼡径溝，尾骨，陰部大腿溝	
腋窩	前　壁：大胸筋・小胸筋 後　壁：広背筋・大円筋・肩甲下筋 内側壁：胸郭・前鋸筋 外側壁：上腕骨	
嗅ぎタバコ入れ（snuff box） 橈骨小窩（タバチュール窩）	・長母指外転筋 ・長母指伸筋 ・短母指伸筋	
鼡径管の壁　参照テーマ43	前壁：外腹斜筋 後壁：腹横筋筋膜 上壁：内腹斜筋 下壁：鼡径靱帯	
鼡径靱帯　参照テーマ43	上前腸骨棘と恥骨結節とを結ぶ 大腿三角の上縁を形成	
鵞　足 （脛骨内側面）	・縫工筋 ・薄筋 ・半腱様筋	
膝窩の構成	上内側：半腱様筋，半膜様筋 上外側：大腿二頭筋 下内外側：腓腹筋（内側頭，外側頭）	

第5章 運動器・体表解剖

溝に関係するもの

結節間溝（上腕骨）	大・小結節（および大・小の結節稜）の間 上腕二頭筋長頭の腱が通る
三角筋胸筋溝	橈側皮静脈
内側上腕二頭筋溝	深部：上腕動脈，正中神経，（尺骨神経） 浅部：尺側皮静脈
外側上腕二頭筋溝	浅部：橈側皮静脈
尺骨神経溝	上腕骨内側上顆後面 尺骨神経が通る（屈筋と伸筋の間）
橈骨神経溝	上腕骨後面（橈骨神経が通る）

通過するもの，位置を表す主なもの

胸郭上口	横隔神経，食道，気管，迷走神経，交感神経幹など
上腕骨内側上顆	尺骨神経
外果の後方（腓骨）	長腓骨筋腱
内果の後方（脛骨）	脛骨神経
大腿中央部	最深部：大腿動脈
縦　隔	胸管，食道，迷走神経など　参照テーマ09
輪状軟骨	第6頸椎
胸骨角	第2肋骨，気管分岐部，大動脈弓の起始部
ヤコビー線	第4／第5腰椎の棘突起間
胸郭の下縁	第2／第3腰椎間の椎間板
臍	左右上前腸骨棘を結ぶ直線上より上方
骨間膜	【前腕骨】骨間裂孔：前・後骨間動脈 【下腿骨】前脛骨動脈・静脈，腓骨動脈・静脈

筋の主な付着部（頭部，体幹）

蝶形骨	側頭下稜	起 外側翼突筋	咀嚼筋
	翼突窩	起 内側翼突筋	咀嚼筋
側頭骨	乳様突起	起 顎二腹筋 停 胸鎖乳突筋 停 頭板状筋 停 頭最長筋（起立筋）	舌骨上筋 浅頸筋 深背筋 深背筋
	茎状突起	起 茎突舌骨筋	舌骨上筋
	側頭鱗	起 側頭筋	咀嚼筋
	頬骨弓	起 咬筋	咀嚼筋
頬　骨	頬骨弓	起 咬筋	咀嚼筋

後頭骨			㊥大後頭直筋 ㊥小後頭直筋 ㊥上頭斜筋 ㊥頭板状筋 ㊥僧帽筋	後頭下筋 後頭下筋 後頭下筋 深背筋 浅背筋
	大後頭骨孔		㊥頭長筋	椎前筋
	外後頭隆起		㊥僧帽筋	浅背筋
	下　面		㊥前頭直筋 ㊥外側頭直筋	椎前筋 椎前筋
口裂周囲	骨縁部，唇部		㊥口輪筋	浅頭筋
上・下顎臼歯部	歯槽隆起（外側面）		㊥頬筋	浅頭筋
舌　骨			㊥胸骨舌骨筋 ㊥肩甲舌骨筋 ㊥甲状舌骨筋 ㊥茎突舌骨筋 ㊥顎舌骨筋 ㊥オトガイ舌骨筋	舌骨下筋 舌骨下筋 舌骨下筋 舌骨上筋 舌骨上筋 舌骨上筋
眉間皮膚			㊥前頭筋	浅頭筋
口唇皮膚			㊥口輪筋	浅頭筋
口輪筋深層			㊥頬筋	浅頭筋
甲状軟骨			㊥胸骨甲状筋 ㊥甲状舌骨筋	舌骨下筋 舌骨下筋
下顎骨	下顎角	内　面（翼突筋粗面）	㊥内側翼突筋	咀嚼筋
		関節突起（下顎頸）	㊥外側翼突筋	咀嚼筋
		外　面（咬筋粗面）	㊥咬筋	咀嚼筋
		筋突起	㊥側頭筋	咀嚼筋
		頬筋稜	㊥頬筋	浅頭筋
	下顎体内面		㊥顎二腹筋 ㊥顎舌骨筋 ㊥オトガイ舌骨筋	舌骨上筋 舌骨上筋 舌骨上筋
肋　骨			㊥腸肋筋（起立筋）	深背筋
	下位肋骨角		㊥㊥肋下筋	深胸筋
	㊥下縁→㊥上縁		外肋間筋	深胸筋
	㊥上縁→㊥下縁		内肋間筋 最内肋間筋	深胸筋 深胸筋
	上　位		㊥胸横筋	深胸筋
	下　位		㊥肋骨挙筋	深胸筋

第5章 運動器・体表解剖

肋骨	第1肋骨	㊇前斜角筋 ㊇中斜角筋	斜角筋 斜角筋
	第1肋骨胸骨端上面	㊀鎖骨下筋	浅胸筋
	第1〜8肋骨	㊀前鋸筋	浅胸筋
	第2肋骨	㊇後斜角筋	斜角筋
	第2〜5肋骨	㊇上後鋸筋 ㊀小胸筋	深背筋 浅胸筋
	第2〜6肋骨	㊇胸横筋	深胸筋
	第2〜7肋骨	㊀大胸筋	浅胸筋
	第5〜7肋骨	㊇腹直筋	前腹筋
	第5〜12肋骨外面	㊀外腹斜筋	側腹筋
	第6〜12肋骨	㊀腹横筋	側腹筋
	第7〜12肋軟骨	㊀横隔膜	横隔膜
	第9〜12肋骨	㊇下後鋸筋	深背筋
	第9〜12肋骨角	㊀広背筋	浅背筋
	第10〜12肋骨下縁	㊇内腹斜筋	側腹筋
	第12肋骨	㊇腰方形筋	後腹筋
項靭帯	(下部) (下部)	㊀僧帽筋 ㊀頭板状筋 ㊀小菱形筋	浅背筋 深背筋 浅背筋
翼突下顎縫線		㊀頬筋	浅頭筋
環椎	横突起	㊀上頭斜筋 ㊀外側頭直筋 ㊇下頭斜筋	後頭下筋 椎前筋 後頭下筋
	外側塊	㊀前頭直筋	椎前筋
	前結節	㊇頸長筋	椎前筋
	後結節	㊀小後頭直筋	後頭下筋
軸椎	棘突起	㊀大後頭直筋 ㊀下頭斜筋	後頭下筋 後頭下筋
椎体	上位頸椎	㊇頸長筋	椎前筋
	下位頸椎ー上位胸椎	㊀頸長筋	椎前筋
	第12胸椎・第1腰椎側面	㊀小腰筋	内寛骨筋
棘突起	上位	㊇棘筋（起立筋） ㊀㊇棘間筋 ㊇回旋筋 ㊇多裂筋 ㊇半棘筋（頭・頸・胸） ㊇横突棘筋 ㊇横突間筋	深背筋 深背筋 深背筋 深背筋 深背筋 深背筋 深背筋

棘突起	第3頸椎〜第6頸椎	起頸板状筋	深背筋
	第5頸椎〜第2胸椎	起上後鋸筋	深背筋
	第6頸椎〜第7頸椎	起小菱形筋	浅背筋
	第7頸椎, 第1胸椎〜第12胸椎	起僧帽筋	浅背筋
	第1胸椎〜第4胸椎	起大菱形筋	浅背筋
	第1胸椎〜第5胸椎	起頭板状筋	深背筋
	第7胸椎〜第5腰椎	起広背筋	浅背筋
	第10胸椎〜第2腰椎	起下後鋸筋	深背筋
横突起		起停頸最長筋（起立筋） 起停横突間筋 起停半棘筋（頭・頸・胸） 起停多裂筋 起停回旋筋 起停横突棘筋	深背筋 深背筋 深背筋 深背筋 深背筋 深背筋
	第1頸椎〜第4頸椎	起肩甲挙筋	浅背筋
	第2頸椎〜第7頸椎	起中斜角筋	斜角筋
	第3頸椎〜第5頸椎	起頸長筋	椎前筋
	第3頸椎〜第6頸椎	起前斜角筋 起頭長筋	斜角筋 椎前筋
	第4頸椎〜第6頸椎	起後斜角筋	斜角筋
	第6頸椎〜第7頸椎	停頸長筋	椎前筋
	第7頸椎〜第11胸椎	起肋骨挙筋	深胸筋
胸腰筋膜		起内腹斜筋 起腹横筋	側腹筋 側腹筋
胸骨	柄	起胸骨舌骨筋 起胸骨甲状筋 起大胸筋	舌骨下筋 舌骨下筋 浅胸筋
	柄上縁	起胸鎖乳突筋	浅頸筋
	体	起胸横筋	深胸筋
	剣状突起	起横隔膜 起胸横筋 停腹直筋	横隔膜 深胸筋 前腹筋
腰椎	側部	起大腰筋（腸腰筋）	内寛骨筋
	第1腰椎〜第4腰椎前面	起横隔膜	横隔膜
肋骨突起(腰椎)	第1腰椎〜第4腰椎	停腰方形筋	後腹筋
	第1腰椎〜第4腰椎	起大腰筋	内寛骨筋
腱中心		停横隔膜	横隔膜

腹直筋鞘		㉔内腹斜筋 ㉔腹横筋 ㉚大胸筋	側腹筋 側腹筋 浅胸筋
白　線		㉔錐体筋 ㉔内腹斜筋	前腹筋 側腹筋

筋の主な付着部（上肢）

肩甲骨	肩甲下窩	㉚肩甲下筋	上肢帯筋
	棘上窩	㉚棘上筋	上肢帯筋
	棘下窩	㉚棘下筋	上肢帯筋
	上　角	㉔肩甲挙筋	浅背筋
	下　角	㉚大円筋 ㉚広背筋	上肢帯筋 浅背筋
	関節上結節	㉚上腕二頭筋（長頭）	上腕屈筋
	関節下結節	㉚上腕三頭筋（長頭）	上腕伸筋
	外側縁	㉚小円筋	上肢帯筋
	内側縁	㉔小菱形筋(上角〜肩甲棘) ㉔大菱形筋(肩甲棘〜下角) ㉔前鋸筋	浅背筋 浅背筋 浅胸筋
	肩峰，肩甲棘	㉚三角筋	上肢帯筋
	肩峰−肩甲棘基部	㉔僧帽筋	浅背筋
	烏口突起	㉚烏口腕筋 ㉚上腕二頭筋（短頭） ㉚肩甲舌骨筋（下腹） ㉔小胸筋	上腕屈筋 上腕屈筋 舌骨下筋 浅胸筋
鎖　骨	外側端	㉚三角筋 ㉔僧帽筋	上肢帯筋 浅背筋
	内側半	㉚大胸筋	浅胸筋
	内側1／3	㉚胸鎖乳突筋	浅頸筋
	下　面	㉔鎖骨下筋	浅胸筋
上腕骨	下半部	㉚上腕筋	上腕屈筋
	外側縁	㉚腕橈骨筋	前腕伸筋
	三角筋粗面	㉔三角筋	上肢帯筋
	橈骨神経溝の外上方，内下方	㉚上腕三頭筋（外・内側頭）	上腕伸筋
	内側上顆	㉚橈側手根屈筋 ㉚長掌筋 ㉚尺側手根屈筋	前腕屈筋 前腕屈筋 前腕屈筋

上腕骨	内側上顆	㊧円回内筋	前腕屈筋
		㊧浅指屈筋	前腕屈筋
	小結節	㊨肩甲下筋	上肢帯筋
	小結節稜	㊨大円筋	上肢帯筋
		㊨広背筋	浅背筋
	大結節	㊨棘上筋	上肢帯筋
		㊨棘下筋	上肢帯筋
		㊨小円筋	上肢帯筋
	大結節稜	㊨大胸筋	浅胸筋
	内側面中央部	㊨烏口腕筋	上腕屈筋
	外側上顆	㊧肘筋	上腕伸筋
		㊧短橈側手根伸筋	前腕伸筋
		㊧総指伸筋	前腕伸筋
		㊧尺側手根伸筋	前腕伸筋
		㊧回外筋	前腕伸筋
		㊧小指伸筋（伸筋共同腱）	前腕伸筋
	＋（側縁）	㊧長橈側手根伸筋	前腕伸筋
橈 骨	＋（骨間膜）	㊧長母指屈筋	前腕屈筋
	粗 面	㊨上腕二頭筋	上腕屈筋
	前 面	㊧浅指屈筋	前腕屈筋
	後 面	㊧短母指伸筋	前腕伸筋
	＋（骨間膜）	㊧長母指外転筋	前腕伸筋
	外側面	㊨円回内筋	前腕屈筋
		㊨回外筋	前腕伸筋
	下半前面-外側面	㊨方形回内筋	前腕屈筋
	茎状突起	㊨腕橈骨筋	前腕伸筋
尺 骨	尺骨粗面	㊨上腕筋	上腕屈筋
	肘 頭	㊨上腕三頭筋	上腕伸筋
		㊨肘筋	上腕伸筋
	前面＋（骨間膜）	㊧深指屈筋	前腕屈筋
	下半部・前面	㊧方形回内筋	前腕屈筋
	鈎状突起	㊧円回内筋	前腕屈筋
		㊧浅指屈筋	前腕屈筋
	上後縁	㊧尺側手根屈筋	前腕屈筋
	骨間縁・骨間膜	㊧長母指外転筋	前腕伸筋

第5章 運動器・体表解剖

尺　骨	後　面	起尺側手根伸筋	前腕伸筋
		起回外筋	前腕伸筋
		起長母指伸筋	前腕伸筋
		起示指伸筋	前腕伸筋
屈筋支帯		起小指外転筋	小指球筋
		起小指対立筋	小指球筋
		起短小指屈筋	小指球筋
		起短母指外転筋	母指球筋
		起母指対立筋	母指球筋
手根骨	舟状骨	起短母指外転筋	母指球筋
	豆状骨	起小指外転筋	小指球筋
	大・小菱形骨	起短母指屈筋	母指球筋
	大菱形骨	起母指対立筋	母指球筋
	有頭骨	起短母指屈筋	母指球筋
		起母指内転筋	母指球筋
	有鈎骨	起小指対立筋	小指球筋
		起短小指屈筋	小指球筋
指背腱膜		停虫様筋	中手筋
		停掌側骨間筋	中手筋
中手骨	中手骨間	起背側骨間筋	中手筋
	第1（橈側縁）	停母指対立筋	母指球筋
	第1（基底）	停長母指外転筋	前腕伸筋
	第2（底）	停長橈側手根伸筋	前腕伸筋
	第2・3（底）	停橈側手根屈筋	前腕屈筋
	第3	起母指内転筋	母指球筋
	第3（底）	停短橈側手根伸筋	前腕伸筋
	第5（骨底部内側）	停尺側手根伸筋	前腕伸筋
	第5（尺側縁）	停小指対立筋	小指球筋
	第5（豆状骨経由）	停尺側手根屈筋	前腕屈筋
	第2・4・5掌側面	起掌側骨間筋	中手筋
基節骨	第1指	停短母指伸筋	前腕伸筋
		停短母指外転筋	母指球筋
		停短母指屈筋	母指球筋
		停母指内転筋	母指球筋
	第2・4・5骨底部	停掌側骨間筋	中手筋
	第3指側	停背側骨間筋	中手筋

基節骨	第5指 第5指	㊦小指外転筋 ㊦短小指屈筋	小指球筋 小指球筋
中節骨	第2～第5指 第2～第5指骨底 第5指	㊦総指伸筋 ㊦浅指屈筋 ㊦小指伸筋	前腕伸筋 前腕屈筋 前腕伸筋
末節骨	第1指 第1指 第2～第5指 第2～第5指側面 第5指	㊦長母指屈筋 ㊦長母指伸筋 ㊦深指屈筋 ㊦総指伸筋 ㊦小指伸筋	前腕屈筋 前腕伸筋 前腕屈筋 前腕伸筋 前腕伸筋
手掌腱膜	手掌腱膜になる 尺側縁	㊦長掌筋 ㊤短掌筋	前腕屈筋 小指球筋
掌皮	尺側縁	㊦短掌筋	小指球筋
深指屈筋腱	橈側	㊤虫様筋	中手筋
総指伸筋	第2指腱と結合	㊦示指伸筋	前腕伸筋

筋の主な付着部（下肢）

寛骨	恥骨	上面	㊤腹直筋	前腹筋
		前面	㊤錐体筋	前腹筋
		（結合）	㊤腹直筋	前腹筋
		下枝	㊤薄筋 ㊤短内転筋	大腿内転筋 大腿内転筋
		櫛	㊤恥骨筋	大腿内転筋
		結節	㊤長内転筋	大腿内転筋
	坐骨	坐骨結節	㊤大腿方形筋 ㊤半腱様筋 ㊤半膜様筋 ㊤大内転筋 ㊤大腿二頭筋（長）	外寛骨筋 大腿屈筋 大腿屈筋 大腿内転筋 大腿屈筋
		坐骨下枝	㊤大内転筋	大腿内転筋
		坐骨棘	㊤双子筋（上・下）	外寛骨筋
	腸骨	上前腸骨棘	㊤縫工筋 ㊤大腿筋膜張筋	大腿伸筋 外寛骨筋
		下前腸骨棘	㊤大腿直筋	大腿伸筋

寛骨	腸骨	腸骨稜	㊇外腹斜筋	側腹筋
			㊆内腹斜筋	側腹筋
			㊆腹横筋	側腹筋
			㊆腰方形筋	後腹筋
			㊆腸肋筋（起立筋）	深背筋
			㊆広背筋	浅背筋
		後部	㊆大殿筋	外寛骨筋
		腸骨窩	㊆腸骨筋（腸腰筋）	外寛骨筋
		腸骨翼	㊆中殿筋	外寛骨筋
		外面下部	㊆小殿筋	外寛骨筋
仙　骨			㊆最長筋（起立筋）	深背筋
	外側縁		㊆大殿筋	外寛骨筋
	正中仙骨稜		㊆広背筋	浅背筋
	前面の外側部		㊆梨状筋	外寛骨筋
鼡径靭帯			㊇外腹斜筋	側腹筋
			㊆内腹斜筋	側腹筋
			㊆腹横筋	側腹筋
腸脛靭帯			㊇大殿筋	外寛骨筋
			㊇大腿筋膜張筋	外寛骨筋
腸腰靭帯			㊆腰方形筋	後腹筋
腸骨筋膜			㊇小腰筋	内寛骨筋
閉鎖膜	外面		㊆外閉鎖筋	大腿内転筋
	内面		㊆内閉鎖筋	外寛骨筋
大腿骨	大転子		㊇中殿筋	外寛骨筋
			㊇小殿筋	外寛骨筋
			㊇梨状筋	外寛骨筋
	殿筋粗面		㊇大殿筋	外寛骨筋
	転子窩		㊇内閉鎖筋	外寛骨筋
			㊇双子筋（上・下）	外寛骨筋
			㊇外閉鎖筋	大腿内転筋
	転子間稜		㊇大腿方形筋	外寛骨筋
	小転子		㊇腸骨筋（腸腰筋）	外寛骨筋
			㊇大腰筋（腸腰筋）	内寛骨筋

大腿骨	前面		起 中間広筋	大腿伸筋
	（下部）		起 膝関節筋	大腿伸筋
	粗線内側唇		起 内側広筋	大腿伸筋
			停 短内転筋	大腿内転筋
			停 長内転筋	大腿内転筋
			停 大内転筋	大腿内転筋
	粗線外側唇		起 外側広筋	大腿伸筋
			起 大腿二頭筋（短）	大腿屈筋
	恥骨筋線		停 恥骨筋	大腿内転筋
	内側上顆		起 腓腹筋	下腿屈筋
	外側上顆		起 足底筋	下腿屈筋
			起 膝窩筋	下腿屈筋
			起 腓腹筋	下腿屈筋
長趾屈筋腱			停 足底方形筋	中足筋
			起 虫様筋	中足筋
長趾伸筋			停 短趾伸筋	足背筋
膝関節包			停 膝関節筋	大腿伸筋
脛骨	後面		起 後脛骨筋	下腿屈筋
	ヒラメ筋線		起 ヒラメ筋	下腿屈筋
	後面		起 長指屈筋	下腿屈筋
	外側顆		停 大腿筋膜張筋	寛骨外筋
			起 長指伸筋	下腿伸筋
			起 長腓骨筋	腓骨筋
	外側面（上方）		起 前脛骨筋	下腿伸筋
	後面上部		起 膝窩筋	下腿屈筋
	粗面（膝蓋靭帯）		停 大腿直筋	大腿伸筋
			停 外側広筋	大腿伸筋
			停 内側広筋	大腿伸筋
			停 中間広筋	大腿伸筋
	粗面（内側部）		停 半腱様筋	大腿屈筋
			停 薄筋	大腿内転筋
			停 縫工筋	大腿伸筋
	内側顆後面		停 半膜様筋	大腿屈筋
骨間筋（膜）			起 前脛骨筋	下腿伸筋
			起 長趾伸筋	下腿伸筋
			起 長母趾伸筋	下腿伸筋

第 5 章　運動器・体表解剖

骨間膜後面			起 後脛骨筋	下腿屈筋
腓　骨	内側面		起 後脛骨筋	下腿屈筋
	頭	後面	起 ヒラメ筋	下腿屈筋
		下部	起 短腓骨筋	腓骨筋
		上部	起 長腓骨筋	腓骨筋
		脛骨外側顆	停 大腿二頭筋	大腿屈筋
	後面		起 長母趾屈筋	下腿屈筋
	前面		起 長趾伸筋	下腿伸筋
			起 長母趾伸筋	下腿伸筋
	前縁，下部		起 第三腓骨筋	下腿伸筋
腓腹筋	踵骨腱（アキレス腱）		停 足底筋	下腿屈筋
踵　骨	上面		起 短趾伸筋	足背筋
			起 短母趾伸筋	足背筋
	隆起		起 小趾外転筋	小趾球筋
			起 短趾屈筋	中足筋
			起 足底方形筋	中足筋
			起 母趾外転筋	母趾球筋
			停 腓腹筋（アキレス腱）	下腿屈筋
			停 ヒラメ筋（アキレス腱）	下腿屈筋
楔状骨			停 後脛骨筋	下腿屈筋
内側楔状骨	足底面		停 前脛骨筋	下腿伸筋
			停 長腓骨筋	腓骨筋
舟状骨			停 後脛骨筋	下腿屈筋
外側楔状骨			起 短母趾屈筋	母趾球筋
			起 母趾内転筋	母趾球筋
趾背腱膜			停 虫様筋	中足筋
中足骨	第1（骨底）		停 前脛骨筋	下腿伸筋
	第1（2）（外果後部通過）		停 長腓骨筋	腓骨筋
	第1～第5（間）		起 背側骨間筋	中足筋
	第2～第4（骨底部）		停 後脛骨筋	下腿屈筋
	第2～第5中足趾節関節		起 母趾内転筋	母趾球筋
	第3～第5（内側）		起 底側骨間筋	中足筋
	第5		起停 短小趾屈筋	小趾球筋
	第5（底）		停 第三腓骨筋	下腿伸筋
	第5（足底面） 　（外果後部通過）		停 短腓骨筋	腓骨筋

第1趾基節骨底（母趾）		㊝母趾外転筋	母趾球筋
		㊝短母趾屈筋	母趾球筋
		㊝短母趾伸筋	足背筋
		㊝母趾内転筋	母趾球筋
基節骨	第2～第4	㊝背側骨間筋	中足筋
	第2～第5	㊝中様筋	中足筋
	第3～第5	㊝底側骨間筋	中足筋
	第5	㊨㊝短小趾屈筋	小趾球筋
	第5（底）	㊝小趾外転筋	小趾球筋
中節骨	第2～第5	㊝短趾屈筋	中足筋
	第2～第5	㊝長趾伸筋	下腿伸筋
末節骨	第1	㊝長母趾屈筋	下腿屈筋
	第1	㊝長母趾伸筋	下腿伸筋
	第2～第5	㊝長趾屈筋	下腿屈筋
	第2～第5（趾背腱膜）	㊝長趾伸筋	下腿伸筋

筋の運動【早見表】

頸部	屈曲	伸展	回旋	側屈
頭最長筋		○	○	○
斜角筋	○		○	○
頭半棘筋		○	○	○
頭板状筋		○	○	○
胸鎖乳突筋	○		○	○
僧帽筋		○	○	○

［注］△は補助を示す

肩甲骨	外転	内転	挙上	下制	上方回旋	下方回旋
広背筋		○		○		
大胸筋				○		
前鋸筋	○		○		○	
小胸筋	△					○
小菱形筋		○	○			○
大菱形筋		○	○			○
肩甲挙筋			○		○	
僧帽筋（上部線維）			○		○	
僧帽筋（中部線維）	○					
僧帽筋（下部線維）				○		

肩関節（上腕骨）	屈曲	伸展	外転	内転	外旋	内旋
烏口腕筋	○			○		
大胸筋	○			○		○
上腕二頭筋（長頭）	○		○	○		
三角筋（前部線維）	○					○
三角筋（中部線維）			○			
三角筋（後部線維）		○			○	
広背筋		○		○		○
大円筋		○		○		○
上腕三頭筋		△	△	△		
棘上筋			○		△	
小円筋				○	○	
棘下筋				△	○	
肩甲下筋				○		○
前鋸筋			○			
僧帽筋			○			

肘関節（前腕）	屈曲	伸展	回外	回内
上腕二頭筋（短頭）	○		○	
上腕筋	○			
腕橈骨筋	○		○	
円回内筋	○			○
上腕三頭筋		○		
肘筋		△		
回外筋			○	
方形回内筋				○

手関節	屈曲	伸展	橈屈	尺屈
橈側手根屈筋	○		○	
尺側手根屈筋	○			○
深指屈筋	○			
浅指屈筋	○			
長掌筋	○			
長母指屈筋	○			
短橈側手根伸筋		○	○	

手関節（つづき）	屈曲	伸展	橈屈	尺屈
長橈側手根伸筋		○	○	
（総）指伸筋		○		
尺側手根伸筋		○		○
示指伸筋		△		
長母指外転筋			△	
短母指伸筋			○	

股関節（大腿骨）	屈曲	伸展	外転	内転	外旋	内旋
大内転筋（上部）	○			○		△
大内転筋（下部）		○		○		△
短内転筋	△			○	○	
縫工筋	○		○		○	
大腿直筋	○					
大腰筋	○			○	○	
腸骨筋	○			○	○	
恥骨筋	○			○	○	
長内転筋	○			○	○	
大腿筋膜張筋	○		○			○
大腿二頭筋（長頭）		○				
大殿筋		○			△	
半腱様筋		○		○		
半膜様筋		○		○		
中殿筋			○			
小殿筋			○			△
内閉鎖筋			△		○	
梨状筋			△		○	
薄筋				○		
外閉鎖筋				△	○	
大腿方形筋				△	○	
下双子筋					○	
上双子筋					○	

第 5 章　運動器・体表解剖

膝関節（下腿）	屈曲	伸展	外旋	内旋
大腿二頭筋(短頭)	○		○	
大腿二頭筋(長頭)	○		○	
膝窩筋	○			○
薄筋	○			△
半腱様筋	○			○
半膜様筋	○			○
腓腹筋	○			
縫工筋	○			○
足底筋	△			
大腿筋膜張筋		○	○	
外側広筋		○		
大腿直筋		○		
中間広筋		○		
内側広筋		○		

足関節	背屈	底屈	外反	内反
第三腓骨筋	○		○	
前脛骨筋	○			○
長趾伸筋	○		○	
長母趾伸筋	○			△
短腓骨筋		○	○	
長腓骨筋		○	○	
後脛骨筋		○		○
長趾屈筋		○		
長母趾屈筋		○		
腓腹筋		○		
ヒラメ筋		○		
足底筋		△		

体幹の運動

伸展	腰腸肋筋，棘間筋，胸最長筋，多裂筋，回旋筋，胸棘筋
屈曲	外腹斜筋，腸骨筋，内腹斜筋，大腰筋，腹直筋
側屈	外腹斜筋，内腹斜筋，横突間筋，多裂筋，腰方形筋，回旋筋
回旋	半棘筋，多裂筋，回旋筋，背柱起立筋，外腹斜筋，内腹斜筋，腹横筋

呼吸筋

吸気筋	上後鋸筋，前斜角筋，中斜角筋，後斜角筋，外肋間筋，肋骨挙筋，横隔膜，胸鎖乳突筋，前鋸筋，大胸筋，小胸筋，僧帽筋，肩甲挙筋
呼気筋	内肋間筋，最内肋間筋，肋下筋，胸横筋，外腹斜筋，内腹斜筋，腹直筋，腹横筋，下後鋸筋

筋の運動（上肢）

肩関節	屈曲	烏口腕筋，三角筋（前部線維），大胸筋，上腕二頭筋（長頭）
	伸展	三角筋（後部線維），広背筋，大円筋，上腕三頭筋
	外転	上腕二頭筋（長頭），三角筋（中部線維），棘上筋
	内転	烏口腕筋，大胸筋，上腕二頭筋（長頭），広背筋，大円筋，上腕三頭筋，小円筋，肩甲下筋
	外旋	三角筋（後部線維），棘上筋，小円筋，棘下筋
	内旋	三角筋（前部線維），大胸筋，広背筋，大円筋，肩甲下筋
肘関節	屈曲	上腕二頭筋（短頭），上腕筋，腕橈骨筋，円回内筋
	伸展	上腕三頭筋，肘筋
	回外	上腕二頭筋（短頭），腕橈骨筋，回外筋
	回内	円回内筋，方形回内筋
手関節	屈曲	橈側手根屈筋，尺側手根屈筋，深指屈筋，浅指屈筋，長掌筋，長母指屈筋
	伸展	短橈側手根伸筋，長橈側手根伸筋，（総）指伸筋，尺側手根伸筋，示指伸筋
	橈屈	橈側手根屈筋，短橈側手根伸筋，長橈側手根伸筋，長母指外転筋
	尺屈	尺側手根屈筋，尺側手根伸筋

筋の運動（下肢）

股関節	屈曲	大内転筋（上部），短内転筋，縫工筋，大腿直筋，大腰筋，腸骨筋，恥骨筋，長内転筋，大腿筋膜張筋
	伸展	大内転筋（下部），大腿二頭筋（長頭），大殿筋，半腱様筋，半膜様筋
	外転	縫工筋，大腿筋膜張筋，中殿筋，小殿筋，内閉鎖筋，梨状筋
	内転	大内転筋（上部），大内転筋（下部），短内転筋，恥骨筋，長内転筋，薄筋，外閉鎖筋，大腿方形筋
	外旋	縫工筋，長内転筋，大殿筋，内閉鎖筋，梨状筋，外閉鎖筋，大腿方形筋，下双子筋，上双子筋
	内旋	大内転筋（上部），大内転筋（下部），大腿筋膜張筋，小殿筋
膝関節	屈曲	大腿二頭筋（短頭），大腿二頭筋（長頭），膝窩筋，薄筋，半腱様筋，半膜様筋，腓腹筋，縫工筋，足底筋
	伸展	大腿筋膜張筋，外側広筋，大腿直筋，中間広筋，内側広筋
	外旋	大腿二頭筋（短頭），大腿二頭筋（長頭），大腿筋膜張筋
	内旋	膝窩筋，薄筋，半腱様筋，半膜様筋
足関節	背屈	第三腓骨筋，前脛骨筋，長趾伸筋，長母趾伸筋
	底屈	短腓骨筋，長腓骨筋，後脛骨筋，長趾屈筋，長母趾屈筋，腓腹筋，ヒラメ筋，足底筋
	外反	第三腓骨筋，長趾伸筋，短腓骨筋，長腓骨筋
	内反	前脛骨筋，長母趾伸筋，後脛骨筋

参考文献

1) 社団法人東洋療法学校協会編．解剖学，第2版．医歯薬出版，2006年
2) 社団法人全国柔道整復学校協会監修．解剖学，第2版．医歯薬出版，2008年
3) 河上敬介，小林邦彦編．骨格筋の形と触察法．大峰閣，1998年
4) 野首和人著．コ・メディカルのための解剖学サブノート，改訂・補正版．犀書房，2006年
5) 解剖学研究会編．語呂で覚える解剖学，第3版．ユリシス・出版部，2009年
6) ジュンケイラ原著，Anthony L.Mescher著，坂井建雄，川上速人監訳．ジュンケイラ組織学，第3版．丸善，2011年
7) 加藤征監修．新解剖学，フルカラー新装版．日本医事新報社，2011年
8) 野上晴雄著．新組織学，フルカラー新装版．日本医事新報社，2011年
9) 藤田恒太郎著．人体解剖学，改訂第42版．南江堂，2003年
10) J.A.Goslingほか著．アトラスとテキスト人体の解剖．南江堂，2004年
11) 金子丑之助著．日本人体解剖，第18版．南江堂，1982年
12) Frank H.Netter著，相磯貞和訳．ネッター解剖学アトラス，上装版．南江堂，2004年
13) あ・は・き師，柔整師教育研究会編著．あん摩マッサージ指圧師・はり師・きゅう師・柔道整復師国家試験解剖学：受験と学習マニュアル，新訂版．桐書房，2011年
14) 松村讓兒著．イラスト解剖学，第7版．中外医学社，2011年
15) 学校法人明治東洋医学院著．2012第10回〜第19回徹底攻略国家試験過去問題集　はり師きゅう師編．医道の日本社，2011年
16) 学校法人明治東洋医学院著．2012第10回〜第19回徹底攻略国家試験過去問題集　あん摩マッサージ指圧師編．医道の日本社，2011年
17) 学校法人明治東洋医学院著．2012第10回〜第19回徹底攻略国家試験過去問題集　柔道整復師編．医道の日本社，2011年
18) 長島聖司訳．分冊解剖学アトラス，第5版．文光堂，2007年
19) 竹内修著．解剖学トレーニングノート，改訂第3版．医学教育出版社，2009年
20) 坂井建雄，河原克雅総編集．カラー図解　人体の正常構造と機能．日本医事新報社

おわりに

　戸村流国試の法則（試験中どうしても解けなくて困ったときの参考にしてください）
- 国家試験全体の正解は、設問1番から4番が各25％と均等である。
- 正解の設問にはカタカナが多い。
- 正解の設問は長文であることが多い。
- 断定的、抽象的な語尾の設問に正解が多い。
- 設問中、重複しているキーワードがあれば要注意。
- あん摩マッサージ指圧、はりきゅう、柔道整復の間でも問題をリサイクルしている。
- 近年は正しいものを問う問題が多い（誤っているものを問うよりレベルが高くなる）。

　本書の作成にあたり、的確なアドバイスと編集をしてくださった株式会社医道の日本社の坂川慎二氏に深く感謝申し上げます。また、温かい励ましをいつも送り続けてくれた学生と職場の仲間、そして家族に心から謝意を表したい。

索　引

あ
アドレナリン細胞　50
アブミ骨　90
アポクリン汗腺　6, 8
アルドステロン　50

い
胃　32, 62, 64, 86
移行上皮　2, 10
胃十二指腸動脈　64
一次卵胞　44
インスリン分泌細胞　57
咽頭　31, 84
咽頭筋　84
咽頭扁桃　31
陰嚢　54
陰部神経　121

う
ウエルニッケ中枢　76
烏口突起　98, 126
烏口腕筋　141
右葉　18, 33
運動神経　80, 82
運動性言語野　76

え
腋窩　128
液窩神経　95
エクリン汗腺　8
S細胞　14
S状結腸　16
エストロゲン　44
エナメル質　31
遠位尿細管　38
円回内筋　125, 141
遠心性線維　108
延髄　72, 74, 78, 86

お
横隔神経　22, 108
横隔膜　108
横橋線維　72
横行結腸　16, 62, 84
横足根関節　104
黄体　44
黄体ホルモン　44
横突起　111, 132
横紋筋　40
オッディ括約筋　14
オトガイ下三角　114
オトガイ孔　102
オトガイ舌骨筋　102
オリーブ核　72, 74

か
回外筋　125, 141
外果関節面　104
外眼筋　82
外頸動脈　60
外耳　84, 90
外精筋膜　40
外側縁　98
外側弓状靱帯　108
外側楔状骨　139
外側溝　76
外側広筋　101, 143
外側膝状体　124
外側上顆　101, 126
外側上腕二頭筋溝　129
外側唇　100
外側直筋　82
外側毛帯　72
外側翼突筋　80, 102
回腸　14, 20
外転神経　82, 86
外胚葉　4, 11, 50
灰白質　74, 76

外腹斜筋　35, 40, 112
外閉鎖筋　101, 142
外膜　16, 30
蓋膜　90
回盲弁　16
外リンパ液　90
下横隔動脈　62
下角　98
下顎角　102, 130
下顎管　102
下顎孔　102
下顎骨　115, 130
下顎枝　102
下顎神経　80
下顎体　102, 130
下顎底　102
下眼窩裂　123
嗅ぎタバコ入れ　128
下丘　72
蝸牛　90
蝸牛管　90
蝸牛窓　90
顎下三角　114
顎関節　102
顎舌骨筋　102
顎動脈　60
顎二腹筋　102, 115
下行結腸　16, 62
下行大動脈　62, 108, 124
下喉頭神経　26, 84
下斜筋　82
下小脳脚　72
下垂体　56
下垂体前葉　56
下垂体ホルモン　12, 56
下垂体門脈　66
下双子筋　142
鵞足　128
下大静脈　19, 108, 124

索 引

肩関節　141
下腸間膜静脈　16
下腸間膜動脈　62
下直筋　82
滑車神経　72, 82, 86
下殿静脈　121
下鼻甲介　24
下鼻道　24
下副腎動脈　50
硝子軟骨　26
顆粒層　74
カルシトニン　48
眼窩下孔　123
感覚性言語中枢　77
肝管　18
寛骨　136
寛骨臼　100
間細胞　40, 54
肝静脈　19
肝小葉　18
眼神経　80
関節窩　98
関節下結節　98
関節上結節　98
関節突起　102
汗腺　8
肝臓　33, 62, 64
環椎　131
間脳　86
間膜　20
間膜ヒモ　16
顔面神経　80, 86, 94
顔面動脈　60, 126
肝門　18, 65
眼輪筋　82

き

キーゼルバッハ　24
気管　22, 35
気管支　22, 28, 35
気管支動脈　28
奇静脈　22, 124

基節骨　135, 140
亀頭腺　8
キヌタ骨　90
吸気筋　108
球状核　74
球状帯　50
弓状動脈　52
嗅神経　25, 34, 86
求心性線維　108
橋　72, 78, 86, 88
胸管　22, 108
胸筋神経　94
胸腔　128
頬骨　129
胸骨　132
胸骨頭　106
胸骨柄　106
胸鎖乳突筋　106, 115, 140
胸神経　70
胸腺　22
胸大動脈　22, 62
橋底部　88
胸背神経　94
胸腰筋膜　132
棘下窩　98
棘下筋　99, 141
棘筋　111
棘孔　123
棘上窩　98
棘上筋　99, 141
曲精細管　40, 41
棘突起　111, 131
距骨　104
距踵舟関節　104
距腿関節　104
ギヨン管　123, 124
近位尿細管　38
筋三角　106, 114
筋枝　71
筋突起　102
筋皮神経　95
筋裂孔　112

く

空腸　14, 20
屈筋支帯　118, 135
クッパー細胞　18
クモ膜下腔　78
クモ膜顆粒　78
グラーフ卵胞　44
グリア細胞　10
グリソン鞘　18, 33
クロム親和性細胞　50, 57

け

脛骨　100, 138
脛骨神経　95
脛骨粗面　126
頸静脈孔　84, 123
頸神経　94
頸神経叢　106
頸切痕　126
頸椎　123
係蹄　38
頸動脈管　123
頸動脈三角　106, 114
頸動脈洞　60
茎突舌骨筋　102
茎乳突孔　123
血管裂孔　112
結合組織　6
楔状骨　139
結節間溝　129
結腸　16
結腸ヒモ　16, 30
結腸膨起　16
肩甲下窩　98, 99
肩甲下筋　141
肩甲下神経　94
肩甲挙筋　99, 140
肩甲棘　98
肩甲骨　98, 133, 140
肩甲上神経　94
肩甲舌骨筋　99, 115

肩甲舌骨三角　106
肩甲切痕　98
肩甲背神経　94
肩鎖関節　98
原始卵胞　44
腱中心　108, 132
肩峰　98, 126

こ

口蓋扁桃　30
岬角　126
口角腺　8
交感神経　28
交感神経幹　22
交感神経節前線維　50
交感神経線維　60
後距腓靱帯　104
咬筋　80, 102
口腔　30
後脛骨筋　143
後頸三角　106, 114
膠原線維　11
後索核　72, 74
後耳介動脈　60
後篩骨洞　24
甲状腺　48, 57
甲状軟骨　26, 28, 35, 60, 130
項靱帯　131
後大腿皮神経　121
喉頭　35, 84
喉頭蓋軟骨　34
喉頭筋　84
後頭骨　123, 130
後頭三角　106
後頭動脈　60
喉頭軟骨　26
後頭葉　76
喉頭隆起　26
広背筋　99, 115, 140, 141
硬膜静脈洞　78
口輪筋　130
股関節　100, 142

呼吸器　34, 84
黒質　72
鼓室階　90
骨格筋細胞　11
骨迷路　90
古皮質　76
鼓膜　90
固有肝動脈　18, 64
固有卵巣索　44, 56
コルチ器　90
コルチゾール　50, 57
コロイド　48

さ

最長筋　111
細胞小器官　10
サイロキシン　48
鎖骨　106, 115, 133
坐骨　123, 136
鎖骨下筋神経　95
鎖骨下静脈　68
鎖骨下動脈　124
坐骨結節　127, 136
坐骨神経　121
左心室　62
左葉　18
三角　114, 116
三角筋　99, 141
三角筋胸筋溝　129
三角靱帯　104
三叉神経　25, 80, 86, 94

し

視覚中枢　76
視覚野　76
耳下腺管　31
耳管扁桃　31
子宮　46, 55
子宮円索　112
子宮頸　55
子宮広間膜　44, 46
糸球体　38

子宮動脈　55
軸椎　131
篩骨　123
篩板　123
示指伸筋　125, 142
視床　88
歯状核　74
耳小骨　90
糸状乳頭　31
視神経　86, 124
視神経管　123
脂腺　8, 12
舌　31
膝窩　128
膝蓋骨　100
膝窩筋　101, 143
室間孔　78
膝関節　143
実質性臓器　56
室頂核　74
指背腱膜　135
脂肪細胞　6
斜角筋　140
尺骨　134
尺骨鈎状突起　126
尺骨神経　95, 118, 124, 125
尺骨神経管　123
尺骨神経溝　129
尺骨粗面　126
尺骨動脈　118
尺側手根屈筋　125, 141
尺側手根屈筋腱　118
尺側手根伸筋　142
射精管　42
縦隔　22, 32, 35
縦隔内臓器　22
集合リンパ小節　14, 32
舟状骨　104, 118, 139
自由神経終末　6, 12
重層扁平上皮　2, 6, 11, 30
十二指腸　14, 32, 62, 64
十二指腸空腸曲　15

索引

自由ヒモ　16
踵立方関節　104
手関節　118, 141
手根管　118, 135
手根管症候群　118
手掌腱膜　136
受精卵　46
シュワン細胞　10
上縁　98
小円筋　99, 141
消化器　84
上角　98
上顎骨　123
上顎神経　80
上顎洞　24
松果体　56
上眼窩裂　80, 123
上眼瞼挙筋　82
小汗腺　8
上丘　72
小胸筋　99, 140
上行結腸　16
上甲状腺動脈　60
上行大動脈　22, 62
上喉頭神経　26, 84
踵骨　104, 139
小骨盤腔　53
小坐骨孔　123
小鎖骨上窩　106, 114
小坐骨切痕　123
小指外転筋　125
上矢状静脈洞　78
小指伸筋　125
小指対立筋　125
上斜筋　82
小腎杯　38
上前腸骨棘　112, 126, 136
上双子筋　142
掌側骨間筋　125
上大静脈　22, 124
小腸　14, 32, 86
上腸間膜静脈　16

上腸間膜動脈　16, 62, 65
上直筋　82
小殿筋　100, 101, 142
小転子　100, 127
上殿静脈　121
小脳　72, 74, 78
小脳鎌　74
小脳テント　74
上皮　2
上鼻甲介　24
上皮小体　57
踵腓靱帯　104
上皮組織　10
上鼻道　24
上副腎動脈　50
漿膜　16, 30
静脈角　67
小葉　41, 48, 49
小葉間静脈　18, 65
小葉間胆管　18, 33
小葉間動脈　18, 65
小菱形筋　140
小弯　32
上腕筋　141
上腕骨　133
上腕骨内側上顆　124
上腕三頭筋　99, 125, 141
上腕二頭筋　99, 141
食道　32, 108
食道下部　22
食道下部静脈叢　65
食道上部　22
食道裂孔　84, 108
女性ホルモン　56
触覚　80
ショパール関節　104
心圧痕　35
腎盂　53
神経細胞層　74
深指屈筋　125, 136, 141
深指屈筋腱　118
腎小体　38

腎単位　52
心臓　22, 84, 86
腎臓　52
深鼠径輪　42, 112
腎動脈　62
腎乳頭　53
腎盤　38, 53
真皮　6
深腓骨神経　95
新皮質　76
腎葉　53

す

随意運動　88
膵枝　64
髄質　30, 44, 50, 74
膵臓　34, 57, 62, 64, 86
錐体　72
錐体外路　88
錐体外路系　72
錐体交叉　88
錐体路　72, 88
スカルパ三角　116
ステロイドホルモン　50

せ

正円孔　80, 123
正円窓　90
精管　42
精管膨大部　42
性差　52
精索　112
精子　40
精子細胞　40
正中神経麻痺　118
成熟卵胞　44
精娘細胞　40
生殖器　54
性染色体　10
精巣　40, 54
精巣間質　41
精巣挙筋　42

精巣挙筋膜　40
精巣上体　40, 41
精巣上体管　42
精巣鞘膜　40
精巣動脈　42, 62
精巣白膜　40
精祖細胞　40
声帯筋　84
声帯靱帯　26
声帯ヒダ　26
声帯裂　35
正中神経　95, 118, 124, 125
正中仙骨動脈　62
精嚢　42
精母細胞　40
赤核　72
脊髄神経後枝　110
脊髄神経　70, 89, 124
脊髄神経後枝　94
脊髄神経節　71
脊髄毛帯　72
脊柱起立筋　110
セクレチン　14
舌咽神経　60, 86
舌下神経　72, 86, 94, 124
舌下神経管　123
舌下腺　31
舌下腺管　31
赤血球　10
舌骨　130
舌神経　80
舌動脈　60
セメント質　31
セルトリ細胞　40
線維性結合組織　12
線維軟骨　11
前角細胞　89
前鋸筋　99, 140, 141
仙棘靱帯　121
前距腓靱帯　104
前脛骨筋　143
前頸三角　106, 114

仙結節靱帯　121, 123
仙骨　137
仙骨神経　70
仙骨神経叢　94
浅指屈筋　125, 141
浅指屈筋腱　118
前篩骨洞　25
前障　76
栓状核　74
線条体　76
浅側頭動脈　60, 126
浅鼠径輪　42, 112
前庭階　90
前庭窓　90
前頭洞　24
前頭葉　76, 88
浅腓骨神経　95
線毛上皮　11
前立腺　42, 55

【そ】
総肝動脈　64
総頸動脈　60, 126
双子筋　101
総指伸筋　125, 136, 142
桑実胚　46
総胆管　18
総腸骨動脈　62
総鼻道　25
僧帽筋　99, 111, 115, 127, 140, 141
爪母基　12
足関節　104, 143
側索　89
束状帯　50
足底筋　101, 143
側頭筋　80, 102
側頭骨　106, 123, 129
側頭葉　76
側脳室　78
足背動脈　126
側副循環　66

側副路　65
鼠径管　42, 54, 112, 128
鼠径靱帯　112, 116, 128, 137
咀嚼筋　80
疎性結合組織　6
足根管　123

【た】
大円筋　99, 141
大汗腺　8
大胸筋　140, 141
大後頭孔　123
大坐骨孔　120
大坐骨切痕　121
第三脳室　78
第三腓骨筋　143
大十二指腸乳頭　14
第12肋骨　108
大静脈孔　108
大腎杯　38
大前庭腺　55
大腿管　116
大腿筋膜張筋　142, 143
大腿骨　100, 116, 137
大腿骨頸　100
大腿骨粗線　100
大腿骨頭靱帯　100
大腿三角　116
大腿静脈　112, 116
大腿神経　95, 112, 116
大腿直筋　142, 143
大腿動脈　112, 116, 126
大腿二頭筋　101, 142, 143
大腿ヘルニア　116
大腿方形筋　101, 142
大腿輪　116
大腸　33
大転子　100, 126, 127
大殿筋　101, 142
大動脈弓　22, 36, 124
大動脈　62

索　引

大動脈裂孔　108
大内転筋　101, 142
大脳　76, 86
大脳鎌　76
大脳基底核　76
大脳脚　72, 88
大脳溝　76
大脳皮質　88
胎盤　55
大網　16, 32
大網ヒモ　16
大腰筋　101, 108, 111, 112, 142
第四脳室　74, 78
第4腰椎　108
大菱形筋　140
大菱形骨　118
大弯　32
唾液腺　31, 86
多裂筋　111
多列線毛上皮　2, 24, 26
多列線毛円柱上皮　28, 42
胆汁　18
短小指屈筋　125
短掌筋　125
男性ホルモン　40
弾性軟骨　11, 26
単層円柱上皮　2, 11, 14, 16, 30
淡蒼球　76
単層扁平上皮　2
単層立方上皮　2
短橈側手根伸筋　125, 141
短内転筋　101, 142
胆嚢　62, 64
短腓骨筋　143
短母指外転筋　125
短母指屈筋　125
短母指伸筋　125, 142

ち

知覚　80

知覚神経　80
知覚中枢　77
恥骨　123, 136
恥骨筋　101, 116, 142
恥骨筋線　101
恥骨結合　53
恥骨結節　112
中間広筋　101, 143
肘関節　141
肘関節筋　125
肘筋　125, 141
中腔性気官　56
中腔性臓器　46
中耳　90
中篩骨洞　25
中手骨　135
中心溝　76
中心後回　76
中心前回　76, 88
虫垂　33
中枢神経　71
中節骨　136, 140
中足骨　139
中殿筋　100, 101, 142
中脳　72, 86, 88
中脳水道　78
中胚葉　4, 11, 50
中鼻甲介　24
中鼻道　24
中副腎動脈　50
中様筋　125
聴覚器　90
腸間膜　20, 32
腸間膜小腸　14
長胸神経　94
鳥距溝　76
蝶形骨　123, 129
蝶形骨洞　24
腸骨　136
腸骨窩　137
腸骨筋　101, 111, 112, 142
腸骨翼　137

腸骨稜　111, 127, 137
蝶篩陥凹　24
長趾屈筋　143
長趾屈筋腱　138
長趾伸筋　138, 143
腸絨毛　14
長掌筋　125, 141
長掌筋腱　118
長橈側手根伸筋　125, 142
長内転筋　101, 116, 142
蝶番関節　104
長腓骨筋　143
長母指外転筋　125, 142
長母指屈筋　125, 141
長母趾屈筋　143
長母指屈筋腱　118
長母指伸筋　125
長母趾伸筋　143
腸腰筋　112, 116
腸リンパ本幹　67
腸肋筋　111
直精細管　41
直腸　16
直腸上部　62
直腸下部静脈叢　65

つ

椎骨動脈　124
椎体　131
痛覚　80
ツチ骨　90
つる状静脈叢　42

て

殿筋粗面　127
転子窩　101
転子間稜　101

と

動眼神経　72, 82, 86
動眼神経副核　82, 86
瞳孔括約筋　83

153

橈骨　134
橈骨神経　95, 124, 125
橈骨神経溝　129
橈骨粗面　126
橈骨動脈　126
頭最長筋　140
糖質コルチコイド　57
豆状骨　118
橈側手根屈筋　125, 141
頭長筋　111
頭頂後頭溝　76
頭頂葉　76
頭半棘筋　140
頭板状筋　140
動脈拍動部　60
洞様毛細血管　18, 65
独立脂腺　9
トライツ靱帯　15
トリヨードサイロニン　48
トルコ鞍　56

な

内陰部静脈　121
内陰部動脈　121
内果関節面　104
内頸静脈　68
内耳　90
内耳孔　123
内耳神経　86
内精筋膜　40
内側縁　98
内側弓状靱帯　108
内側楔状骨　139
内側広筋　101, 143
内側上顆　101
内側唇　100
内側直筋　82
内側毛帯　72
内側翼突筋　80, 102
内腸骨動脈　55
内転筋管　123
内胚葉　4

内腹斜筋　40, 42, 54, 112
内分泌腺　48, 50
内閉鎖筋　101, 142
内包　88
内リンパ液　90

に

二次卵胞　44
乳腺　8
乳腺葉　9
乳頭　31
乳糜槽　67
乳様突起　106, 107, 127
乳輪　8
ニューロン　10
尿管　38, 53
尿細管　38
尿道　38, 42, 54
妊娠黄体　44

ね

ネフロン　38, 52
粘膜上皮　28

の

脳幹　72
脳室　78
脳神経　80, 84, 89, 124
脳脊髄液　78
ノルアドレナリン細胞　50

は

歯　31, 80
肺　35, 86
パイエル板　14, 32
胚上皮　44
肺静脈　22, 124
背側骨間筋　125
肺動脈　22, 36, 124
排卵　44
バウヒン弁　16
薄筋　142, 143

白質　74, 76
白線　133
白体　44
白膜　54
パチニ小体　6, 12
発生　4, 84
ハバース管　11
パラソルモン　48
破裂孔　123
反回神経　22, 26, 84
半奇静脈　22
半月ヒダ　16, 33
半腱様筋　142, 143
板状筋　111
半膜様筋　142, 143

ひ

被殻　76
皮下組織　6
鼻腔　24, 34
腓骨　100, 139
尾骨神経　70
腓骨頭　126, 127
皮枝　71
皮質　30, 38, 44, 50, 74
皮質延髄路　88
皮質脊髄路　88
微絨毛　14
尾状核　76, 88
脾静脈　65
尾状葉　18
脾臓　64
左胃動脈　64
左横隔神経　108
左頸リンパ本幹　67
左鎖骨下リンパ本幹　67
左静脈角　68
脾動脈　64
腓腹筋　101, 143
皮膚腺　8
被膜　30, 41, 49
表皮　6

ヒラメ筋　143
披裂軟骨　26, 35

ふ
ファーター乳頭　14
腹横筋　40, 112
腹腔動脈　62, 64
腹腔内臓器　20, 44
副交感神経　28, 80, 82, 86
伏在裂孔　116, 123
副腎　50, 57
副神経　86, 94, 106, 124
副腎皮質刺激ホルモン　56
腹大動脈　50, 62
腹直筋鞘　133
副鼻腔　24, 34
腹膜　44
腹膜腔　20
腹膜後器官　14, 20
腹膜垂　16
不動毛　42
プルキンエ細胞　74
ブルンナー腺　14
ブローカ中枢　76
プロゲステロン　44
プロラクチン　56
分子層　74
噴門　32
噴門腺　32

へ
平滑筋　16, 42, 53, 55
閉鎖孔　123
閉鎖膜　137
壁側胸膜　36
ヘンレのワナ　38

ほ
方形回内筋　125, 141
方形葉　18
膀胱　38, 53
縫工筋　116, 143

膀胱三角　53
傍濾胞細胞　48
ボウマン嚢　38
母指対立筋　125
母指内転筋　125
ホロクリン分泌　12

ま
マイスナー触覚小体　6, 12
マイボーム腺　8
膜迷路　90
末梢神経　71
末節骨　136, 140
マルピギー小体　38

み
味覚　84
右横隔神経　108
右気管支　28
右リンパ本幹　67
三つ組　19, 33
ミトコンドリア　10
脈絡叢　78
味蕾　31

め
眼　86
迷走神経　22, 26, 60, 84, 86, 108
メズサの頭　66
メラトニン　56
メラニン産生細胞　6
メルケル細胞　6, 12

も
網状帯　50
盲腸　16
毛包　8
毛包腺　9
網様体　72
毛様体筋　83
門脈　16, 18, 65

門脈系　56
モンロー孔　78

や
ヤコビー線　129

ゆ
有鈎骨　118
輸出細動脈　38
輸入細動脈　38

よ
腰三角　128
腰神経　70
腰神経叢　94
腰椎　132
腰動脈　62
腰方形筋　108
腰リンパ本幹　67
翼状突起　127

ら
ライディッヒ細胞　40
ラセン関節　104
ラセン器　90
卵円孔　80, 123
卵管　46, 55
卵管峡部　46
卵管采　46
卵管子宮部　46
卵管膨大部　46
卵管漏斗　46
ランゲルハンス島　11, 57
卵巣　44, 46, 55
卵巣間膜　44
卵巣堤索　44, 56
卵巣動脈　62
卵巣白膜　44
卵胞　44, 55
卵胞ホルモン　44

り

梨状筋　100, 101, 142
梨状筋下孔　121
梨状筋上孔　121
リソソーム　10
立方骨　104
立毛筋　12
リボゾーム　10
菱形筋　99
輪状甲状靱帯　28
輪状軟骨　26, 28
輪状ヒダ　14
リンパ管系　67
リンパ小節　33

る

涙腺　86
類洞　18, 65
ルフィニ小体　7

れ

レンズ核　76, 88

ろ

肋下神経　94
肋間神経　94
肋骨　130
濾胞細胞　48

わ

腕橈骨筋　125, 141
腕頭静脈　22
腕頭動脈　124

戸村多郎（とむら・たろう）

医学博士、はり師きゅう師、あん摩マッサージ指圧師、柔道整復師。
関西鍼灸柔整専門学校（現関西医療学園専門学校）卒業。神戸大学経済学部卒業。大阪教育大学大学院教育学研究科修了。関西鍼灸短期大学（現関西医療大学）解剖学教室講師、関西医療学園専門学校教員を経て、関西医療大学大学院准教授。専門は解剖学と東洋医学。和歌山県立医科大学衛生学教室博士研究員。

あん摩マッサージ指圧師・はり師きゅう師・柔道整復師　国家試験対策
よく出るテーマ50 解剖学

2011年12月10日　初版第1刷
2020年2月5日　初版第4刷

著　者　戸村多郎
発行者　戸部慎一郎
発行所　株式会社 医道の日本社
　　　　〒237-0068　神奈川県横須賀市追浜本町1-105
　　　　電話046-865-2161
　　　　FAX046-865-2707

2011©Taro Tomura
印刷：ベクトル印刷株式会社
表紙デザイン・テーマページデザイン：福田和雄（FUKUDA DESIGN）　イラスト：MKグラフィックス
ISBN978-4-7529-5155-1　C3047